常见病名医解惑丛书·西苑医院系列

名医解惑
养生康复膏方

唐旭东　总主编
衷敬柏　李培红　主　编

中国科学技术出版社
·北　京·

图书在版编目（CIP）数据

名医解惑　养生康复膏方/衷敬柏，李培红主编.—北京：中国
科学技术出版社，2015.6
（常见病名医解惑丛书.西苑医院系列）
ISBN 978-7-5046-6911-7

Ⅰ.①养… Ⅱ.①衷… ②李… Ⅲ.①养生（中医）—膏剂—
方书 ②康复—膏剂—方书 Ⅳ.① R289.6

中国版本图书馆 CIP 数据核字（2015）第 112947 号

策划编辑	张　楠
责任编辑	张　楠
责任校对	何士如
责任印制	张建农
装帧设计	中文天地

出　　版	中国科学技术出版社
发　　行	科学普及出版社发行部
地　　址	北京市海淀区中关村南大街16号
邮　　编	100081
发行电话	010-62103130
传　　真	010-62179148
网　　址	http://www.cspbooks.com.cn

开　　本	787mm×1092mm　1/16
字　　数	63千字
印　　张	5
版　　次	2016年3月第1版
印　　次	2016年3月第1次印刷
印　　刷	北京玥实印刷有限公司
书　　号	ISBN 978-7-5046-6911-7 / R·1827
定　　价	20.00元

总　序

中国中医科学院西苑医院专病门诊由来已久。专病门诊的设立帮助患者减少就医的盲目性，帮助中青年医生稳定临床方向、提高临床疗效。通过专病门诊的建设，一批中青年名医脱颖而出，成为临床有疗效、患者能信任的专家群体。他们在专病门诊悉心解答患者疑惑，讲解中医科普知识，指导患者形成正确的疾病观、治疗观，使其配合医生积极治疗，获得了患者的广泛欢迎和赞誉。

《常见病名医解惑丛书》的作者均来自于西苑医院中青年名中医为主的专家群体，他们将专病门诊中需要患者掌握的疾病防治知识、注意事项、治病小窍门等整理成册，简明扼要，精练适用，凝聚了专家的心血以及宝贵医患沟通与健康教育的经验。建议读者阅读时，不必拘泥于从头至尾的顺序阅读，可以根据自己的兴趣与需要，选择相关内容先后阅读，必要时做些笔记，使自己也成为慢病防治的行家里手。

本丛书的出版得到中国中医科学院西苑医院和中国科学技术出版社的大力支持。西苑医院唐旭东院长始终如一关心专科门诊的建设与中青年医师的成长，亲任丛书总主编；西苑医院医务处的杜佳楠、杨怡坤等多位同志也为本书的出版做出了贡献。中国科学技术出版社张楠编审及其他编辑悉心指导专家撰写科普著作，不厌其烦地进行修改润色，使本丛书得以顺利出版发行。

由于本丛书作者众多，科普著作之撰写比专业著作更难、要求更高，在措辞、语言通俗性方面难免会有不足。医学发展日新月异，本丛书的编写是专家在繁忙的临床、科研、教学工作之余完成，历时3年有余，数易其稿，疏落之处仍属难免，敬请广大读者提出宝贵意见以利今后改进提高。

中国中医科学院西苑医院

2015年7月18日

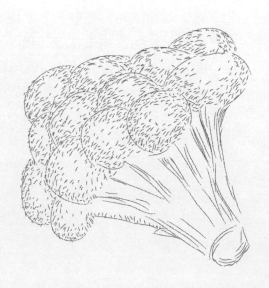

前 言

随着生活水平的提高，人们有更多的精力与财力来投资健康，健康话题亦成为媒体的热门话题。中医在养生与康复领域优势明显，在几千年来的实践中总结出了一系列的养生与康复的方法与技术，膏方就是历经几千年发展，而今得以光大的养生康复方法。

说起养生，道家有关著作记载颇多，也有不少学道之人热衷于养生，有的由道及医，有的医道结合，如晋朝的葛洪、南朝齐梁时的陶弘景既是著名的道家，也是著名的医家与养生家。葛洪擅长炼丹，著有《肘后备急方》，是中国最早的急救类药物著作。陶弘景出身于南朝士族家庭，是尧帝陶唐氏的后代，其七世祖陶浚为三国时吴国的镇南将军，后降晋为尚书；祖父陶隆好武功，解药性；父陶贞宝，字国重，文武全才。陶弘景自幼聪明异常，十岁读葛洪《神仙传》，便立志从事养生研究。陶氏著作有32种，200余卷，但大多已佚失。今尚存有《本草经集注》《导引养生图》《养性延命录》等，并创立了养生功法六字诀。

膏方是药物加工技术的成熟与中医养生理论紧密结合的产物，是医药结合的高级养生理论与技术的体现。膏滋药在2000多年前的《黄帝内经》时代即已产生，在东汉时称为煎，实际上就是一种浓缩的中药煎剂，唐代的膏滋处方逐渐增多。到宋代时，人们积累了很多的膏方养生经验，传承至今的琼玉膏就是当时记载于《洪氏集验方》的一张著名膏滋的处方，具有抗衰延年，滋补虚损的作用，书中还详细记载了加工方法，成为膏方的典范。

明清时期，经济得到进一步的发展，膏方也逐渐增多，并由以达官贵人、皇亲国戚专享而逐渐流传到民间，进入平常百姓家。在古典名著《红楼梦》中亦有这方面的记载。

丹药、导引都曾在养生保健领域风靡一时，从者甚众。丹药在宋前就被淘汰，导引在健康人群中有更大的市场，而膏方不仅用于延年益寿抗衰老，也广泛用于慢性疾病的康复。膏方盛行除与经济因素有关外，还与膏方定制个体化、味佳、携带方便及效果好有密切的关系。

本书将带您全面认识膏方这一宝贵的养生技术，从而正确认识、合理使用膏方，为健康服务。本书的主要内容有以下几个方面：

（1）天年－养生趣闻与原则：带您认识人类生命、健康与长寿的本质，了解人的寿命理论上有多长，活多大岁数才够本，影响人类健康与寿命的因素有哪些，了解古人是怎么养生的，知悉养生要养什么，养生的基本原则是什么，在中国有哪些养生方法。

（2）健康长寿三法：带您走进"进补"的世界，了解中医的进补是怎么回事，进补是怎么发展起来的，膏方进补又是怎么回事。

（3）进补漫谈：让您全方位了解膏方，知道谁可以用膏方来进补，想吃膏方的人自己应做些什么准备，医生又会为其做什么，膏方怎么吃。

（4）养生膏方应用：让您了解如何用膏方来养生，以期达到延年益寿的目的。针对现在形形色色的早衰，如何用膏方美容，延缓衰老，提高健康水平。

（5）慢病膏方康复：跟您谈谈如何用膏方来调理冠心病、高血压、糖尿病、高脂血症、慢性气管炎、哮喘等慢性病。

（6）家厨宝贝制膏：帮助您清理家里贮藏室、药箱与厨房，看看家里有什么东西可以制作膏滋，谁适合服用，怎么用更好。

（7）简易膏滋制作：由膏方药师教您学会一两种膏滋的自制方法。

本书每一部分的内容都相对独立，如果您时间有限，可以根据兴趣及需求，选择阅读次序及内容。若能全部阅读，相信您一定会受益匪浅。

中国中医科学院西苑医院

袁敬柏　主任医师　教授

李培红　主任药师

高善荣　主任药师

2015年1月26日

目 录

第一章　天年 – 养生趣闻与原则

1　天年当有百岁寿 / 1

2　长寿不是钱说了算 / 2

3　长寿多非富贵 / 2

4　始皇域外求仙药 / 3

5　晋士炼丹成风流 / 3

6　药补后来居上 / 3

7　现时都在做减法 / 4

8　白发人送黑发人 / 4

9　养生基本原则 / 5

10　养生要道法自然 / 5

11　养生重在养阳 / 6

12　春夏养阳 / 6

13　秋冬养阴 / 6

14　养生首重养神 / 7

第二章　健康长寿三法

益精气法

1　长寿之本精气神 / 8

2　养精气首要在于减损 / 9

3 导气令和，引体令柔 / 9

4 "六字诀"调令五脏和 / 10

5 "五畜为益"补精血 / 10

6 "五果为助"益元阳 / 11

7 膏方滋补有高招 / 11

长寿养神法

8 养神重在以"神"养神 / 12

9 愉悦是养神的好办法 / 12

10 儒释道医对调神有见地 / 12

11 德者寿与仁者寿 / 13

12 庄子八字养生法 / 13

13 待人以善的好处 / 14

长寿养阳法

14 阳气易伤难养 / 15

15 养阳之重在于不过用 / 15

16 静心可以养阳 / 15

17 食物补精亦养阳 / 16

18 补精扶阳的药物 / 16

第三章　进补漫谈

1 进补究竟为哪般 / 18

2 虚的含义 / 19

3 虚证并不仅仅见于病人 / 19

4 虚证的分类 / 20

5 气虚的原因与表现 / 20

6 血虚的原因及表现 / 20

7 阴虚的原因及表现 / 21

8 阳虚的原因与表现 / 21

9 进补就是虚则补之 / 22

10 进补首重脾胃 / 22

11 进补要警惕虚不受补 / 23

12 老年人常易虚不受补 / 23

13 药病对应量适宜 / 23

14 冬令是进补的黄金季节 / 24

15 膏方进补最有效 / 24

第四章　**养生膏方**

1 膏方的优点 / 26

2 养生膏方的加工 / 27

3 养生膏方的适应证与禁忌证 / 27

4 养生膏方的常用药物 / 28

5 养生膏方服用时机 / 28

6 养生膏方服用方法 / 28

7 服用养生膏方可能的不适与处理方法 / 29

8 抗疲劳的养生膏方 / 29

9 抗衰老的养生膏方 / 30

10 须发早白的养生膏方 / 30

11 性欲下降的养生膏方 / 31

12 便秘的养生膏方 / 31

13 反复感冒的养生膏方 / 31

第五章　**康复膏方**

1 康复膏方的特色 / 33

2 康复膏方的适应证与禁忌证 / 34

3 康复膏方的开路方 / 34

4 康复膏方服用方法 / 35

5　康复膏方宜暂停的情形 / 35

6　高血压康复期的临床特点 / 36

7　高血压的康复膏方 / 36

8　心绞痛康复期病机特点 / 37

9　稳定性心绞痛的康复膏方 / 37

10　心肌梗死康复期的病机特点 / 37

11　心肌梗死的康复膏方 / 38

12　心衰患者的康复膏方 / 38

13　哮喘的康复膏方 / 39

14　消化不良的康复膏方 / 39

15　脂肪肝的康复膏方 / 39

16　糖尿病的康复膏方 / 40

17　无症状性血尿的康复膏方 / 40

18　白细胞减少症的康复膏方 / 41

19　肥胖症的康复膏方 / 41

20　高脂血症的康复膏方 / 42

21　贫血的康复膏方 / 42

22　强直性脊柱炎康复膏方 / 43

23　干燥综合征的康复膏方 / 43

24　脑萎缩的康复膏方 / 43

第六章　**家厨宝贝制膏**

1　药物与食物 / 45

2　药食两用的食物 / 46

3　功能性食品 / 46

4　可用于功能性食品的中药 / 47

5　用于功能性食品的补虚中药 / 47

6　用于功能性食品的调理中药 / 47

7 膏方选药 / 48

8 膏方用胶有讲究 / 48

9 加入膏方的果品 / 49

10 膏方使用的辅料 / 49

11 精选家中滋补品来做膏 / 49

12 参类补品 / 50

13 贵过黄金的"虫草" / 51

14 西域之礼"藏红花" / 51

15 川产良药贝母 / 52

16 亦食亦药的百合 / 52

17 塞外补品枸杞 / 52

18 膏滋可以让贵重补药充分发挥作用 / 53

19 川贝秋梨膏 / 53

20 两仪膏 / 53

21 固元膏 / 54

22 桑葚膏 / 54

第七章　跟着专家学做膏

家庭膏滋制作的基本方法

1 制作膏滋的材料 / 55

2 药食同源选食材 / 56

3 膏方处方需谨慎 / 56

4 膏滋制作四部曲 / 57

5 "滴水成珠"成好膏 / 58

6 家庭制作膏滋的基本工具 / 58

膏方的服用、保存、忌口

固元膏制作与服用

7 固元膏的传说 / 60

8 固元膏主要药物的作用 / 60

9 修制加工 / 61

10 服用方法 / 61

益气活血膏制作与服用

11 琼玉膏的传说 / 62

12 修制加工 / 62

13 服用方法 / 63

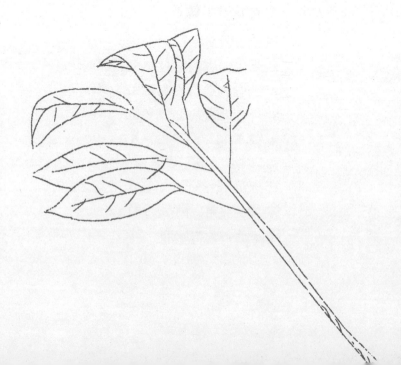

第一章

天年－养生趣闻与原则

引言　　健康与长寿是人类永恒的话题。人究竟能活多长，是古往今来人们一直在思考、研究、探索的问题。《黄帝内经·上古天真论》说，上古之人"尽终其天年，度百岁乃去"，现代研究发现人的寿命应该在120岁左右。依此来看，目前的多数人并未活到应该的百岁寿限，在人生的旅途中提前"下站"了。

1 天年当有百岁寿

人类要想长寿，首先应该知道人究竟能活多长。按现代细胞分裂规律推测，人的基本寿命在120岁左右。我们的祖先认为人应该活100岁以上，如《素问·上古天真论》说："余闻上古之人，春秋皆度百岁，而动作不衰"；此篇还讲述了真人与至人的养生方法："上古之人，其知道者，法于阴阳，和于术数，食饮有节，起居有常，不妄作劳，故能形与神俱，而尽终其天年，度百岁乃去"，可以"寿蔽天地"，圣人也可百岁之数。由此可见，人的基本寿命是 100 岁。

② 长寿不是钱说了算

俗语说，钱不是万能的，没有钱是万万不能的。钱是经济基础，没有钱无从活命则难谈养生，也就是求个生存而已。远古人在恶劣的生存条件下的寿命取决于父母给予的好体魄以及没有被自然灾害伤害或被野兽吃掉的运气。如今，经济发展了，大家口袋里的钱多了，如果能投入一些进行养生，则一可减少、减缓慢性病的发生，二可延年益寿。

但是否经济条件决定人的长寿呢？2001 年全国每百万人口中拥有百岁老人数居前四位的省份分别是新疆、广西、海南、西藏，分别为 78.44 人／百万人口、44.80 人／百万人口、37.80 人／百万人口和 23.70／百万人口，而经济发达的北京、上海、广州分别排名为第 20 名、第 8 名和第 6 名。由此可见，长寿并不仅仅由经济水平决定，还有很多其他因素影响人的寿命。

③ 长寿多非富贵

中国的长寿之乡在哪里？长寿秘诀是什么？这是人们一直在探索的秘密。从全国统计的百岁老人的比例来看，大多数在不发达地区和相对封闭地区，但并非是自然条件最差的地区，如广西巴马、新疆。而生活条件优越的北京、上海，虽然平均寿命长，但长寿老人的比例并不高。从这些地区的人文、社会、经济环境综合考虑得出的结论是，相对较好的自然条件与环境、融洽的社会环境、和谐的人际关系，造就平和愉悦的心情之地，就是我们的长寿之乡。

始皇域外求仙药

对长寿的研究与实践，古今中外从未停止过探索。即使在尚未解决温饱的春秋战国时期，人们已经在进行长寿的探索。始皇帝嬴政是一代枭雄，征服六国，统一列国，还统一了文字与度量衡。到了晚年，如何延年益寿或长生不死成为他主要的心病。他听从道士之说，以为东海有仙岛，可求得仙丹，派徐福带 3000 童男童女前往，然而，梦想成空，徐福一去不复返，求取域外仙药之梦破灭。

 晋士炼丹成风流

晋朝玄学大发展，仙丹之术盛行，当时的文人墨客、达官贵人以服仙丹为荣，服食寒食散、炼制及服食丹药成风。但是，事实却再次给人当头一棒，这些都是空中楼阁，雾里看花，并没有给人们带来任何实质的进步。相反，服食丹药或寒食散的文人道士们也有相当多的人因此而毙命，人们再次放弃了丹药的"长寿之旅"。

 药补后来居上

唐宋以后，人们的健康长寿观发生改变，转而寻求内丹及药物调理，期望通过导引修炼内丹，或服食药物滋补精气，而达到长寿与健康的目的。当时的药物有药丸还少丹、药酒巴戟天酒、膏滋琼玉膏等，都是那个时代广为流传用来祛病延年益寿的中成药，导引功法也得以传承与发扬。

经过明清的发展，除药酒外，膏滋养生的应用越来越多。人们发现膏滋口感良好，服用方便，保存时间更长，越来越多的人用膏滋方来养生进补。到今天，大江南北，膏滋进补越来越盛行，上海、江浙等地每年冬季，为求得一名医膏方，连夜排队，甚至一号难求。从江南传遍南北，北京、广东均有膏方提供，电视节目也为普及膏方知识做了大量的工作，名厂名店也提供成品膏滋。采用膏滋来延年益寿及调理疾病成为一门专门的学问——中医膏方学。

7 现时都在做减法

如前所述，人的寿命是 100 岁以上，根据全国各地的人口统计数据，百岁老人比例低之又低，以平均期望寿命来看，更是没有上 90 岁的。以全国第一的上海，2012 年人均期望寿命 82.13 岁，2013 年 82.4 岁，这个数据离 100 岁还差 17 年多，这失落的 17 年多光阴，一定是被什么"东西"偷走了。综合来看，偷走我们的光阴的"贼"就是糟糕的心情、恶劣的社会环境、不良的生活习惯等。

8 白发人送黑发人

除了自然灾害，因慢性病导致的"白发人送黑发人"的现象还是很多的，《孝经》"身体发肤，受之父母，不可毁伤，孝之始也"，说明古人强调行孝首先要自身健康，在"人生旅途中途下车"的人，按照此说就是不孝。

这些中途下车人就是《黄帝内经》所说的"年半百而动作皆衰"的人，造成半百动作皆衰或中途下车的原因则是这些人可能是"以酒为浆，以妄为常，醉以入房，以欲竭其精，以耗散其真，不知持满，不时御神，务快其心，逆于生乐，起居无节"，故半百而衰也，更甚者半百而亡。其中的起居无节（生活、饮食无规律）、务快其心（过于放纵自己）以及不知持满（不知保养精气的方法）、不时御神（不能很好地调节情绪）最为关键。

养生基本原则

归纳起来中国传统养生的基本原则如下。

（1）**顺应自然**：无论是道家，还是医家都强调，人要顺应自然的规律，才能长寿健康。重视养精：道家重视养精，医家也重视养精；道家通过炼内丹或服外丹的方法来养精，而医家强调通过练内丹或药物来补益精气，反对服食外丹。

（2）**重视养阳**：《内经》对养生首在养阳有深刻的阐述，认为有阳气则生，无阳气则死，所以在养生时如何保护阳气成为养生的核心内容。

（3）**重视调神**：强调良好的精神状态、平和的心理对健康的影响，认为一个充满仇恨的人、对人对事处处不满的人、贪心不足的人很难有健康的心理，调神就无从谈起。

10 **养生要道法自然**

中华养生的核心与精髓是："道法自然"。"道法自然"出自老子《道德经》第二十五章，"人法地，地法天，天法道，道法自然"。

追求长生不老是人的美好愿望。几千年来人们在不断努力地寻求养生方法，经历过许多挫折与失败，曾有服食、炼丹、辟谷等作为"长生之法"在各阶层人士中流行。有些方法造成严重的危害，使人短命，也有些方法因种种原因被放弃，而导引、气功、进补等至今仍在流行。

回顾 1980 年以后在全国风行的各种养生方法，与上述历史经历非常相似。如 20 世纪 60 年代以来的鸡血疗法、红茶菌疗法、洋葱葡萄酒疗法、各种伪气功疗法、绿豆疗法、茄子疗法、普洱茶疗法都是盛极一时，盛极而衰。

11 养生重在养阳

《内经》里说："阳气者，若天与日，失其所，则折寿而不彰"。自然界离开太阳，万物不能生长，人没有阳气，就没有生命，因此阳气是人一生中最为重要的东西，必须好好地加以保护。古人也是从这样浅显的自然现象悟出了养生的理论，并提出一系列的具体方法。养阳的重点在于不对阳气过度损伤。大家知道，东西用得狠了容易坏掉，阳气用得"太狠"也容易受损。阳气需要精气来养护与化生，精气不足，阳气则化生不足而虚。避免受损的方法如：饮食不过于寒凉，用药不过于寒凉，经常服用补益精气的食物、药物以化生阳气等。而膏方养阳就是通过直接补气补阳，或通过补血补精气，增加阳气化生的物质。

12 春夏养阳

春夏养阳出自《黄帝内经》的四气调神大论篇。这篇文章讲述了春夏秋冬四季养生。这里讲的春夏养阳是养"生发之道"，不是去补阳气，如果春夏补阳，那么造成上火的情况就很多，容易出问题。普通人要冬令进补是有道理的。

《黄帝内经》强调养生不仅限于药食，还包括导引、起居。春夏养阳是指春夏之际，身体内的阳气由内出外，此时养生要适应阳气自内出外的运行规律，增加户外活动，活动量可以比冬天大些，出汗可以比冬天多些，也可以服用具有升发作用的食物，用药则不能过于寒凉收敛。一般情况下，春夏不宜进补。

13 秋冬养阴

秋冬养阴也是出自《黄帝内经·四气调神大论篇》。秋冬养阴强调的是养收藏之道，因为春夏阳气在生发过程中需要消耗精气，到了秋冬就要补充了，这时的活动强度不能像春夏那么大，出汗不宜过多，食物不能太发散了。对农耕社会的人来说，秋冬收获之后，多吃些营养素更高的食物是必需的。现代社会四季物质供应丰富，除价格，其他差别不大，诸如贴秋膘等大吃大喝就不必了，但是对于身体不好、有精气不足表现的人，适当利用秋冬时节，进补一下很有用的。

14 养生首重养神

神是人的生命活动的外在表现，有精才会有神，成语"无精打采"也包含了这层意思。中医认为，养神是养生的关键内容，精具神足则健康，不仅精气是神的物质基础，神反过来也可以对精气产生影响，劳神过度则耗精，神思清静则有利于精气的生成与养护。因此，养神即可养生也是中国传统养生的理论基础。

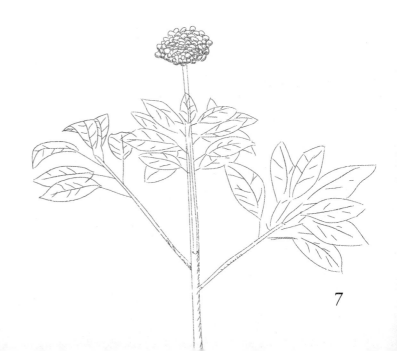

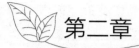

第二章

健康长寿三法

引言

前面已经讲到，人的寿命应在百岁之上，不能善终多与不养生、糟蹋生命的生活习惯有关。在这一章我们要继续学习养生的方法，了解如何通过导引、药膳与补药来益精、调神、养阳。

益精气法

1 长寿之本精气神

精气神是中国传统养生重视的三件事，是我国古人的发明。精可以分为先天之精与后天之精，先天之精来源于父母，成胎至出生就已经定了；后天之精是靠水谷得来的。精是人的生命的根本，没有精就没有生命。人身体中的气是精所化，并发挥作用。在人身最重要的是元气，元气可化生各个脏腑之气。除此，还有水谷之气，可以助元气，来源于我们日常的饮食。通过脾胃的运化，变成人身体需要的精微，裹助元气，维持生命活动，抵御病邪侵袭。中医所讲的精气与现代人们说的男人的精液不是一个事情，读者要慧眼甄别。神是人的生命活动的外在表现，有精才会有神，成语"无精打采"也包含了这层意思。精气不足的人，大多没有什么精神的。

养精气首要在于减损

任何生命活动都是要精气的。正常的生命活动，合乎自然之道的生活，也会损耗精气，这是正常的；但是那种违背自然之道的起居生活就不对了，除非您真是不想活了。

过多耗损精气的情况有：①妄力妄为；②酒色无度；③喜怒无常；④贪心无满；⑤起居无节。

减少精气耗损或有补益精气的方法如下：①春夏养阳，秋冬养阴，守四时以御神；②远离贪、痴、嗔以养神；③导引以运经气，壮筋骨；④五谷为养，五果为助以养精。

3 导气令和，引体令柔

导引是古代的一种养生术，主要采用呼吸吐纳，屈伸俯仰，活动关节，意念引导动作，配合呼吸，由上而下或由下而上地运气，是古人炼内丹的方法发展而来的。导引与现代体育锻炼相似，但又明显不同的一种强身健体方法。导引强调以调理经气的运行，并使肢体柔软有力为目标。其动作设计涉及中医的经络与经气运行的学说，这是与现代体育锻炼的区别。对于一个健康的人，导引是极好的养生与保养精气的方法，气和体柔，则五脏调和，阴阳平衡，精气损耗减少。目前常用的导引古法有八段锦、五禽戏、六字诀、易筋经、站桩功等，市售书籍很多，这里就不一一介绍了。

"六字诀"调令五脏和

六字诀歌曰："春嘘明目夏呵心，秋呬冬吹肺肾宁。四季常呼脾化食，三焦嘻出热难停。发宜常梳气宜敛，齿宜数叩津宜咽。子欲不死修昆仑，双手摩擦常在面。"认为通过六字"嘘、呵、呬、吹、呼、嘻"吐纳方法，可调五脏真气。

据传，六字诀源于南北朝时期陶弘景发明的长息法，明代太医龚廷贤说："五脏六腑之气，因五味熏灼不知，又六欲七情，积久生病，内伤脏腑，外攻九窍，以致百骸受病，轻则痼癖，甚则盲废，又重则伤亡，故太上悯之，以六字诀治五脏六腑之病。其法以呼字而自泻去脏腑之毒气，以吸气而自采天地之清气补气。当日小验，旬日大验，年后百病不生，延年益寿"，认为外丹无益于健康，主张"不炼金丹，且吞玉液，呼出脏腑之毒，吸入天地之清"。也就是通过早晨叩齿、吞咽口涎来养生延年。

"五畜为益"补精血

五畜，在农区指牛、犬、羊、猪、鸡五种畜类；在牧区，牧民把牛、马、绵羊、山羊、骆驼称为草原五畜。"五畜为益"补精血，这句话来自《黄帝内经》，从字面可以看出荤菜对人体健康的重要性。人之所以生病、衰老与正气不足、特别是精气不足有关。中医素有"血肉有情以益精"的说法。对于虚弱之人，适当增加肉类食物，确实能提高精力与抗病能力，但是过度则又为害了，即所谓"膏粱之变，足生大丁"。"五畜为益"主要是利用各种肉类食物来滋补精气，如当归生姜羊肉汤有补气养血、温中暖肾作用，用于妇女产后气血虚弱，阳虚失温所致的腹痛及血虚引起的痛经；千金鲤鱼汤善补脾肾而利水，对治疗妊娠中后期水肿有效，对肾病低蛋白血症水肿亦有效。

"五果为助"益元阳

五果泛指各种水果类，包括新鲜水果及干果。有许多干果亦作药物，有补气助阳的作用，有的可补血益精。

桂圆是南方主产的水果。中医认为桂圆可补心脾，益气血，健脾胃，养肌肉。在中成药人参归脾丸就用到了桂圆，可用于思虑过多，出现头昏失眠、心悸怔忡，以及病后或产后体虚。有研究表明，桂圆有美容、延年益寿之功效。但无虚证的人食用过多，极易上火。

胡桃又称核桃，是北方主产干果，味甘、性平，温，无毒，微苦，微涩。可补肾，固精强腰，温肺定喘，润肠通便。对须发早白、老年便秘、腰痛等有一定的疗效。

由此可见，很多水果是良好的药物，用之得当，可益气养血，使精气充足，而起到养生的作用。

膏方滋补有高招

对于比较严重的气血阴阳或者说精血的虚亏，就需要借助药物的调补了，而补益最好的方法是膏方。一方面滋补的药物成分打粉或短时间煎煮不易溶出，而长时间煎煮有助于这些成分的溶出与浓缩。二是膏方加工方法是一人一方，针对性强，一方一加工，根据需要，因材加工，能发挥更好的疗效。滋补养生、康复与治疗重病不同，它要求长时间缓缓图效，不可求急功。而长时间服药，则药物是否有效，会不会败胃就很重要，膏方恰能兼顾这些问题，因此成为进补的佳品。

长寿养神法

8 养神重在以"神"养神

所谓的以神养神是良好的精神面貌，愉悦的心态，则使神安逸，只有神安逸才能避免损伤。

导引功法中有些功法有良好的养神作用，如打坐、内丹术、大小周天功法等都对养神有益。此外，情志疗法、移情法对缓解不良情绪大有益处。这类疗法类似西医的心理疗法。

有些食物与药物也有调节情绪的作用，如茉莉花、玫瑰花有明显的疏肝安神作用，百合对调节烦躁情况、减轻更年期症状有益，酸枣仁是养心安神的好药，大麦亦有养心气、安心神的功效。一般导引、药膳不能解决时就需要用药物来调理了。

9 愉悦是养神的好办法

心情愉悦是养神的关键，而心情愉悦一是要有信仰、二是要有胸怀。一个没有任何信仰的人，很容易对现实世界的一切产生不满，对周围的人与物产生不满。愤怒与抑郁是健康的大敌，也是消耗人的精气的大敌。现实世界是多元化的社会，各种信仰都有，只要不损害别人都不会受到限制。各地长寿老人的衣食住行不尽相同，但心宽是一样的。

10 儒释道医对调神有见地

春秋战国是百家争鸣、百花齐放的时代，也是思想最活跃的时期。儒家、道家是当时比较著名的学派，它们与后来传入我国的释家（佛）

都有相关养生理论与方法，医家谈养生是天经地义的。当时各家的养生思想互相影响甚为明显，取长补短，而不是互相攻讦。无论儒、道，还是后传入中国的释家，对调神在养生中的作用都极为重视。儒家强调"德者寿""仁者寿"；道家强调调形、调息与调神；释家强调众生平等，戒除"贪、嗔、痴"三毒。儒释道都强调精神的清静及其对身体健康的促进作用。

11 德者寿与仁者寿

这是在儒家有关著作中提出的观点，为什么德者寿、仁者寿？我们平时被别人欺负时，或是看见他人在做坏事时总会说："这个人这么缺德，不得好死"。不仁不德的人，就是在别人的诅咒中过生活，看到的都是不喜欢的面孔，纵有良好的基因，但接受到的全是这样的负面信息，难以长寿。而仁义有德之人，成人之美，助人为善，则人人喜欢，接收到的全是欢喜的面孔，不断得到"正能量"，自能神清气爽，精神治，则能健康寿长。

12 庄子八字养生法

庄子属道家，号"南华真人"。《庄子》是道家重要著作，有着丰富的养生思想。"庄子养生法"可以归纳为八个字：少私、寡欲、清静、豁达。

庄子认为"私"是百病之根，如果私心满腹，就会斤斤计较，患得患失，心里终日不得安宁，日久必致形劳精亏，积虑成疾，疲困不堪，心底无私则常乐，心地坦荡则大寿。

"人欲不可绝，亦不可纵"。欲望过多，一定会招祸染病。庄子认为：一个人如果抑情欲，就不会招惹是非，损肾伤神；节食欲，就不会谋财害命，贪吃伤身；寡权欲，就不会自取其辱。

庄子认为静默可以祛病。如果一个人终日躁动不安，思想不能逸息，就不能养神，神伤则百病丛生。养生应当磨炼自我控制的能力，要善于在纷乱的环境中保持自我放松、自我稳定，做到轻松自如。

处世要乐观，人当如水泽里的"野鹤"，十步一啄，百步一饮，逍遥自得，幽闲自如，而不应做笼中之"鸟"，虽然饮食充足，但有翅难飞，蹦跳不能，从而避免病由心生。

13 待人以善的好处

一般认为，与人相处的关系似乎和健康沾不上边。其实不然，人生活在一种关系的社会里，别人对您的态度会影响您的情绪，进而影响健康。待人以善的人最大的优点在于，能与他人和睦相处，他人给予的多是阳光、正面的情绪以及友好的态度，这样的氛围有利于保持良好的心理状态、促进心理健康，进而增进生理健康。

待人以恶是早晚要被人知道的，他人难与待人以恶的人友好相处，在接触过程中，只能接触到负面的情绪和态度，日积月累一定会对其心理产生不良影响，进而影响其生理健康。

长寿养阳法

阳气易伤而难养，而阳气充足又是健康与长寿的关键因素。《黄帝内经》说，"阳气者，若天与日，失其所则折寿而不彰"。小儿为纯阳之体，又为稚阴稚阳之体，极易受伤，养阳应从儿童开始。

14 阳气易伤难养

自古以来的养生家认为养生之难在于养阳，因为阳气难养易消。《黄帝内经》说，"阳气者，精则养神，柔则养筋"。人是否精力充沛，身体矫健，在于阳气是否充足。阳气由精气所化，精气充足，则阳气有其化源，才能充足；其次是精气由先天之精而来，后天水谷之气只能助先天之精的成长，不能化为先天之精气；再者生命活动是一个精气消耗的过程，如果能够慎于养生，不过劳、不过用，则精气消耗慢，自然可终天年，寿百岁。如果过劳、过用，则极易耗伤，轻则生病，重者损寿。

15 养阳之重在于不过用

人身五脏六腑、四肢百骸，不用则废，过用则损。而五脏六腑四肢百骸的功能活动全在于阳气行于其中，不用则气机壅滞不畅，过用则阳气耗伤。您或许有体会，年轻时阳气稍足，偶尔熬夜几天，次日精神还可以坚持，到中年后则坚持不住了，至少会出现困倦、思维迟钝、反应变慢，严重者可损伤五脏六腑而发重病。因此，在养生方面特别强调长寿在于运动，健康在于适度。

16 静心可以养阳

中医有"思虑过度，劳伤心脾"的说法，意思是，想得太多了，容易损伤气血。在先天之精气的作用下，将饮食水谷化为气血，为人日常所用。现代研究证明，大脑体积虽小，但其对氧气的消耗占比则是全身器官组织最大的。除氧气外，大脑对热量的消耗、其他营养成分的需求也是单位重量最多的。我们在努力工作之余，不妨时时静下心来，让大脑休息一下，对恢复体力、恢复精力是大有好处的。禅定、导引的静功都有这方面的作用。从脑力劳动间断插入体力活动，对人体又是另一种静心养阳的方法。

17 食物补精亦养阳

人居天地之间，六合之内，难免受到风寒六淫侵袭；饮食起居，也难免病邪入侵，或为生活所迫而过用。其结果是耗伤精气。精气不足、阳乏化源，可以通过食物来进补。

具有滋阴补精以助阳的食物如下。

核桃：味甘、性温，入肾、肺、大肠经。补肾、固精强腰、温肺定喘、润肠通便。

桂圆：补心脾，益气血，健脾胃，养肌肉。脾胃虚弱、产后血虚可用，但性质偏温、阴虚之人慎用，不可过食。

韭菜：《本草经拾遗》说，"温中，下气，补虚，调和腑脏，令人能食，益阳"，同时又有行气活血与润肠通便的作用，对于阳气不足的人亦可适量食用，但缺点是其活血作用容易造成胃脘不适，反酸，因此有胃病的人需要慎用。

此外，肉类食物中的羊肉、鹿肉等有补精扶阳的作用。

18 补精扶阳的药物

如果通过导引、饮食不能解决，就需要用药物来帮忙。从临床来看，直接补阳办法不多，效果不好，而通过补精，精气充足则阳气化源充足，达到养阳之作用。家庭中常购的补阳药物有以下几种。

鹿茸：是梅花鹿或马鹿的雄鹿未骨化而带茸毛的幼角，是中药传统补精助阳的补益之品，历来为南北方人所喜用。《本草纲目》说它具有

"生精补髓，养血益阳，强健筋骨。治一切虚损、耳聋、目暗、眩晕、虚痢"。正确的用法是每次 1 ～ 2 克，研细粉，加入鸡蛋中蒸蛋羹，普通人每个冬季 5 ～ 10 克。

肉苁蓉：具有补肾阳、益精血、润肠道的作用。主治肾阳虚衰，精血不足之阳痿、遗精、白浊、尿频余沥、腰痛脚弱、耳鸣目花、月经衍期、宫寒不孕、肠燥便秘。

锁阳：补肾润肠。治阳痿，尿血，血枯便秘，腰膝痿弱。目前常作为礼品赠送。多与肉苁蓉共用，两药各 30 克，浸白酒（45 度以下）500 毫升，名"锁阳苁蓉养生酒"。每次 20 ～ 30 毫升，每天 1 次，晚餐前饮用。

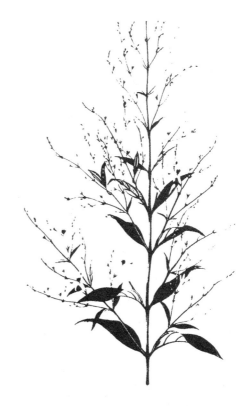

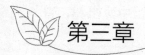

第三章

进补漫谈

引言 | "养生"是中医的特有名词，进补是中医养生的特色理论与技术，所谓的进补就是用具有补益气血、阴阳、精气作用的方法对人体存在的虚证进行干预。在西医学找不到相同的概念，西医经常用的是"保健"一词。西医类似的保健方法有补充维生素、微量元素等各种营养物质的方法。

在这一章里，我们邀请大家进入"进补"大世界，聊聊进补是怎么回事，进补能起什么作用，各种虚证有什么表现，进补方法又是怎么发展起来的，膏方进补为什么又能火起来。

1 进补究竟为哪般

进补在百姓生活中极为普遍，记得小时候在农村，即使是比较困难的家庭，也会在冬季或春节期间服用一些人参、鹿茸等补品，现在人们吃补品就更多了，既有单味补品如人参、鹿茸、虫草，也有成品补品如各种补酒、龟龄集等。可是您能准确说出补是怎么回事吗？

顾名思义，补是补充的意思，如果人体正气不足，就需要补充了，但是这个补充不像汽车没有油，简单地加个油就行。当人体正气不足的时候，需要借助导引、食物、药物扶助正气，借助人体后天之气的运化与生化作用，生成精气，或为气血，或为津液，只有这样，才真正起到补的作用。因此，进补是一个进补药物与人体脏腑功能相互作用的过程。

我们说进补比看病还难，是因为病了以后会有各种表现，而补作为养生方法，大多数不针对特定疾病，或疾病表现轻微，或为延年益寿，要判断气血阴阳孰盛孰虚，选择恰当的方法，就比较复杂了。

2 虚的含义

老百姓常说，"我虚了"，其实主要是指其本人感到精神不佳，容易生病，体力下降。究竟是不是真的虚了，还要大夫说了算，因为普通人感觉到的是症状，医生要了解导致症状背后的机理。

中医所说的"虚证"不仅仅是人们日常所理解的身体虚弱，而是指以脏腑亏损、气血阴阳不足为主要病机的多种慢性虚弱证候的总称，它包含了中医辨证施治的思想。中医将虚证分为气虚、血虚、阴虚、阳虚、气阴两虚、阴阳两虚等不同类型，并要结合不同脏腑进行辨证。

3 虚证并不仅仅见于病人

气血阴阳的不足，既可能是自然的衰老，或因过用而损伤，也可能是疾病造成。很多原因都可以造成虚证，如因先天不足，体质虚弱所致的虚证；老年人因脏腑功能衰退引起的老年虚证；胃病、心血管病、哮喘、慢性腹泻、关节痛等慢性病患者，因久病而导致的虚证；以及大病如肿瘤、心肌梗死或恶性肿瘤进行放化疗、术后以及产后等造成人体某部分虚损所致的虚证等。

 虚证的分类

虚证从大的方面来分，有阴虚、阳虚、气虚、血虚等，再细分之，不仅有以脏腑阴阳来区分的肝阴虚、肾阴虚、脾阳虚、肺气虚、心血虚等，还有综合出现的气血两虚、阴阳两虚、气阴两虚等虚证。有时候可以确定在某脏腑，但难以准确地说气血阴阳虚，就笼统地说某脏虚，如肾虚、肝虚、脾虚、肺虚等。有2～3个脏腑同时出现气虚的情况，如心肺气虚、心肾气虚、脾肾两虚等。根据功能不同还有卫气虚等。

 气虚的原因与表现

气虚一般是指肺气虚、心气虚、脾气虚与肾气虚。气虚的产生有生成不足与消耗过度两大方面。生成不足可归结于先天的匮乏、脾胃虚弱、不能化生。消耗过度的原因一是过劳，机体不可过劳，神不可过劳，过劳则伤；二是疾病消耗，因为病邪侵犯人体，久留不去，损伤正气，可以造成气虚。

气虚常见症状有：神疲乏力，头晕目眩，少气懒言，自汗，动则更甚，恶风易感冒，劳累后诸症加剧，舌淡，脉虚无力。临床常见的气虚分为心气虚、脾气虚、胃气虚、肺气虚、肾气虚、心肺气虚、卫气虚等证型。

6 **血虚的原因及表现**

血虚发生主要与心肺肝脾肾功能失调有关，多数说为"肝血虚""心血虚"。《黄帝内经》对血的生成有非常形象的描述，认为血的生成有赖于先天的精气所化生的脾胃之气，对通过饮食吸收的水谷之气，经过胃的腐熟、脾气的散精、肺的作用才能生成血，生成之血藏于肝，血亦需受脾的统摄，不致于出于血脉之外。血虚可因生成不足如脾胃虚弱、营养匮乏，也可因消耗过度如失血过多、思虑过度等引起。

血虚常见症状有： 面色无华或萎黄，唇、甲、眼睑苍白，头晕目眩，两目干涩，毛发干枯，肌肤干燥，心悸失眠，健忘，肢体或肢端麻木，关节屈伸不利；女性还可以出现月经过少、色淡，月经后期闭经、不孕等症状。临床常见肝血虚、心血虚等证型。

7 阴虚的原因及表现

阴虚与血虚既有联系，又有区别。联系是因为血属阴，区别是阴虚主要与肝肺肾心有关，除不能滋润机体外，还会有热象，也就是"阴虚则热"。阴虚的成因可以是先天不足，也可以是饮食辛热太过、患热病伤阴、大呕大泻伤阴引起。

阴虚常见症状有： 骨蒸潮热，手足心热，盗汗，心烦不眠，颧红，形体消瘦，口干咽燥，舌红苔少，脉细数。临床常见阴虚包括心阴虚、肺阴虚、肾阴虚、胃阴虚等。

8 阳虚的原因与表现

阳虚与气虚既有联系，也有区别。阳虚很多情况是在气虚的基础上发展而来的。阳虚也可因为过食寒凉，纵欲过度损伤阳气，或因疾病引起阳气的耗伤。

阳虚常见症状有： 畏寒肢冷，喜静蜷卧，小便清长，下利清谷，舌淡，脉迟。临床常见阴虚包括心阳虚、肾阳虚、脾阳虚、脾肾阳虚等证型。

9 进补就是虚则补之

"虚则补之"是中医治疗虚证的总原则，即针对虚证应采取补益的基本治疗原则。"虚则补之"中的"虚"是指"虚证"，"补"则是补益之法。对应各种虚证，补法也有补气、补血、补阴、补阳乃至滋肝阴、补肾阴、益肺气、养心血，以及气血双补、益气养阴、阴阳双补等不同。而辨证、立法不同，相应的方剂、药物也会各有所选。

"虚则补之"，是运用补药的最根本原则，若是无病体健之人一般不需服用，即无虚则不用补。倘若一见补药，就以为对人体皆有好处，贸然进补，很容易导致机体的气血阴阳平衡失调，不仅无益，反而有害。

补益的目的即是恢复正气。清代名医叶天士在治虚的过程中，十分重视正气，指出"只要精气复得一分，便减一分病象"，说明凡因虚致病，或久病成虚，都应着重恢复正气以蠲除病邪。

10 进补首重脾胃

补法中以养护脾胃为关键。中医讲究整体观念，讲脾不离胃，讲胃不离脾，常脾胃并称。中医的脾胃不是现代医学解剖学上的脾与胃，就生理和病理而言，中医所讲的脾胃包括了整个消化系统，远远超出解剖学意义上的脾和胃的范畴。脾为后天之本，气血生化之源，脾先把饮食转化为精微营养物质，生成精、气、血、津液，再输布于四肢、五脏六腑，充养人体，使身体的各项功能正常运转。胃气足，元气盛，气血旺，则百病自除。金元时代著名医家李东垣在其《脾胃论》中指出："内伤脾胃，百病由生。"无论饮食还是用药应切记"勿伤胃气"，否则胃气一败，百药难施。

11 进补要警惕虚不受补

有些身体虚弱的人想补，但稍沾一点补品后，即会口舌生疮，皮肤出疹，腹胀腹泻，夜里失眠，甚至还会感到身体愈补愈虚，或者原有痼疾症状也变得更加严重了。这即是所谓"虚不受补"。

脾胃虚弱是导致"虚不受补"的主要原因。由于胃的消化与脾的运化功能差，而补品又多为滋腻之品，所以在服用后，不但不能被很好地消化吸收，反而增加了胃肠负担，出现厌食、腹胀、腹泻、胃部不适等症状。此时应首先采用健脾除湿、恢复胃肠功能的方剂或食疗，务必使脾胃保持正常状态，才能为以后进补铺平道路。

12 老年人常易虚不受补

老年人的脾胃功能较年轻人弱，常会积滞宿食，进补后也会出现胃部饱胀、口臭便臭等表现，因此尤其应注意先"消食和胃"后再进补。对老年人的补益之法，也多采用"平补"，平调阴阳，流畅气血，而不可"峻补"，急于求成。在药物选择时，宜选药性平和、补而不滞、滋而不腻之品，凡过寒过燥、大辛大热之剂，对老年人都是不适合的。

13 药病对应量适宜

某些"虚不受补"的现象很可能是因为"补不对证"，例如阴虚之人在滋阴同时，使用过多的温热药，因温热药有伤阴之嫌，所以用药后即感"上火"而出现热象，如口干、口苦、痤疮、口腔溃疡等症状。还有一些人并无"虚象"，只是自认为"虚"，如有湿热证的人，自服了人参、黄芪、桂圆肉等滋补药，则会"火上浇油"，症状加重。因此，不能盲目进补，补不对证，则难以有效果，甚至适得其反。

治疗慢性病用药的药量宜轻，服药见效后，再逐渐加大药量。对于虚不受补之人，也当如此，先从小剂量开始，逐渐调整到最佳剂量。

14 冬令是进补的黄金季节

人生天地之间、宇宙之中，一切生命活动与大自然息息相关，人体的生理功能往往随着季节不同而有所变化，这就是中医学认为"天人相应"的思想。自然界的动植物，特别是谷物类植物，有"春生、夏长、秋收、冬藏"的不同。人类到了冬季，也同样处于"封藏"时期，人体阳气、阴精均藏而不泄，营养物质能充分吸收、利用和储存，进而发挥更好的作用。因而在这段时间，根据个人气血阴阳不同的虚损情况，采用食疗、膏方等方法进行调补，可以收到事半功倍的效果，即冬令进补效果更佳。但是，这并不是说其他季节一概不能进补，相反，有的时候却显得更为重要，必须及时进补，当然其中也包括夏季在内。

15 膏方进补最有效

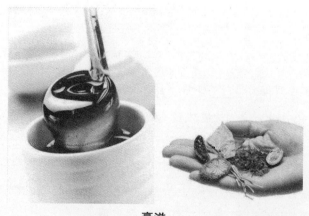

膏滋

膏方又称膏滋药，是中药传统丸散膏丹剂型之一，是经过辨证论治、遣药组方、煎煮取汁、浓缩收膏而成的稠厚的半流体状制剂。因其剂型特点，更适合使用含糖分较多的滋补类中药。

膏方的主要作用是扶正补虚，治病祛邪，既能"疗疾"，又能"补虚"。其最大的特点就是因人处方，量身定制，对症下药，针对性强，充分体现了辨证施治和因人因时制宜的个体化治疗原则，一人一方，一方一料，一料一加工。膏方强调整体调治，不同于其他补药、补方，膏方往往是寓攻于补，补攻兼施，以达到调整阴阳、脏腑、气血之偏盛偏衰的作用。因此膏方以其个体化的特点、突出的疗疾补虚的功效、甘美的口味，而成为进补最佳方案。

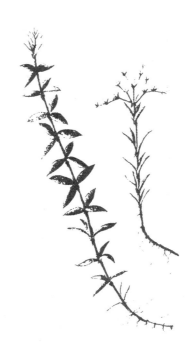

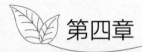

第四章
养生膏方

引言

　　养生用膏方正是遵守了《黄帝内经》关于天人相应的思想。自然界有春夏秋冬，生长化收藏，人在一年的生活中也要遵守其规律。简而言之，就是要利用秋冬自然界的收藏之气，通过进补来达到补气补血，强壮身体，延缓衰老，以求袪病延年。

1 膏方的优点

　　养生膏方是用以滋补为主要药物组成，通过长时间反复煎煮，浓缩收膏而成的，是一种以补虚扶弱为主要作用的膏滋药。膏方根据患者不同体质特点和不同症状、体征而组方，充分体现了辨证施治和因人、因时制宜的个体化治疗原则。医家通过对患者病情与体质的详细诊察，望、闻、问、切四诊合参，从整体出发，全方位辨证施治，立法处方，君臣佐使合理配伍，注重对患者气血阴阳的综合调治，使患者阴阳达到新的动态平衡，从而避免和减少疾病的发生、发展。因此，与一般的汤剂不同的是，膏方更注重整体调治，多为大型复方，药味相对较多，兼顾面广，适合治疗比较复杂的疾病。

综上所述，膏方具有三个优点：个体化处方，针对性强；集中多种药物，个性化加工，作用更全面；高度浓缩，并用蜂蜜糖类矫味，口感好，使用方便。

② 养生膏方的加工

养生的重点就是养精气神，而药物之中养精气神的药物最适合的制剂形式就是膏滋剂型。

中药品种不同，性和味各异，味厚味薄各不相同。按中医说法，有的药物使用要"取其气"，多含不宜久煎的成分，如治疗感冒用中药，煎煮时间不能长，时间过长，有效成分因挥发或破坏反而少了。而补益多是根茎类，需要长时间煎煮，有效成分才能煎出，短时间就出不来了，这类药物按中医的说法就是要"取其味"。膏方加工就是根据这个原理，反复煎煮以浓缩其精华的。

③ 养生膏方的适应证与禁忌证

任何一种养生方法都有适应证与禁忌证。膏方虽好，也是有人能用，有人不能用的。那么，哪些人能用，哪些人不能用呢？

养生膏方适合于：①中年以上，有体力、精力下降者；②先天虚弱，易病体弱者；③产后、外伤、手术后气血虚弱者。

养生膏方不适合于：①体质强壮的儿童及青少年；②有其他疾病，经常需要更换治疗方药的；③不能进补，一进补就出现不良反应如上火、其他疾病加重者。

养生膏方的常用药物

前面已经说到，养生重点是养精气神，而养精气神的药物大致可以分以下几类。

益气类：常用人参、西洋参、黄芪、炙甘草、黄精等。

补血类：常用阿胶、当归、大枣、酸枣仁、鸡血藤等。

滋阴类：常用女贞子、麦冬、百合、熟地、猪脊髓、沙参等。

补阳类：常用鹿角霜、鹿茸、锁阳、巴戟天、仙茅、仙灵脾等。

补精气：常用菟丝子、山茱萸、山药、锁阳、蛤蚧、沙苑子、海马等。

强筋骨：常用杜仲、桑寄生、续断、补骨脂等。

健脾胃：常用茯苓、炒白术、砂仁、陈皮、炒山楂、鸡内金等。

养心调神：常用小麦、佛手、茉莉花、香橼、郁金、生龙骨、酸枣仁、远志等。

 养生膏方服用时机

养生膏方应顺应四时变化规律，选择冬令进补更为合适。南方人一般在 11 月底、12 月初开始服用，而北方居民在国庆节后就可以服用了；到了春暖花开可以停服。

 养生膏方服用方法

由于养生膏方多为补益，常用人参等类药物，因此宜在晨起空腹时，温水化服，用量一般根据医生医嘱。自制膏方中，人参的每天用量在 1 ~ 5 克为宜。虚弱明显、脾胃不好的，可以在饭后服用。

服用养生膏方还要注意忌口：① 一般不能与浓茶、咖啡同时服用；② 服用膏方期间不食用萝卜、鸡鸭猪血；③ 少食海鲜，如贝类及蟹类。

服用养生膏方可能的不适与处理方法

由于养生膏方的强补益性，因此部分人服用后可能出现一些不适，主要有以下表现。

上火如牙痛，面部起痤疮，月经量增多，便秘等。此时需要暂时停药，可食用水煮白萝卜以祛火，或用芹菜汁以泻火，重者需要就医。

腹泻虽然不常见，但有些脾胃弱者还是可能出现，特别是补血滋阴药多的时候较易发生。一旦发生，也是首先停药，饮食不可过于滋腻，如果自行恢复则好，否则也要就医。

上火及腹泻好了以后，继续服用膏方，其用量需要减至原量的1/3。如果能适应，就可以坚持服完。

8 抗疲劳的养生膏方

疲劳与脑力及体力过度透支有关，多见于脑力劳动者，可以出现精神疲惫与体力疲劳，不能耐久。如果持续不缓解，就属于疲劳症，一年四季都可以发生。对于这种情况，一年四季都可以用膏方来调理。但是如果仅是间断偶尔出现，可以选择在冬令进补，以增强耐力。

笔者研究发现，疲劳多与肝有关，主要是肝气郁结、心脾两虚多见，因此，预防疲劳的养生或治疗膏方，就要从肝入手，调理情志，补益心脾。补肝膏方常用生脉饮加四逆散或小柴胡汤，主要药物有人参、麦冬、五味子、山药、柴胡、枳壳等。如果症状不明显，可自制膏方，用药如下：人参 30 克（单煎），香橼 100 克，百合 100 克，大枣 200 克，陈皮 30 克，加阿胶 100 克收膏。对于有高血压的人要慎重。

9 抗衰老的养生膏方

衰老是一种自然现象，但人们并非束手无策，膏方在此方面可能有些作用。古代流传不少抗衰老的方子，如琼玉膏、还少丹等。

衰老表现有皮肤皱纹增多，体力下降，睡眠不实，性欲下降，头发早白、脱发，记忆力下降等，多发生于中年以后。中医认为衰老是精气渐亏的表现，与瘀血及内生的一些"毒"有关，因此抗衰老膏方以补肝脾胃、养精血为主，适宜配合活血化瘀解毒之药。常用药物有人参、鹿茸、附子、杜仲、巴戟天、狗脊、蛤蚧、海马、虫草等。简易自制可用琼玉膏，组成如下：生地或熟地、人参、茯苓、白蜜，可加核桃仁、桂圆、三七、陈皮，并用阿胶收膏。

10 须发早白的养生膏方

须发早白既可见于早衰，还可见于多种疾病。如果是疾病引起的，按相应的疾病治疗即可；如果没有发现其他疾病，而在中年以后出现须发早白，伴有疲劳、月经减少、脱发较多时，可以服用养生膏方。

中医认为发为血之余，与肝血肾精充足与否有关，另外血虚可以生热，因此治疗脱发及须发早白一般情况下是从补肝肾、益精血、清血热入手。常用处方有七宝美髯丹，此方出自《医方集解》，由何首乌、茯苓、牛膝、当归、枸杞子、菟丝子、补骨脂药物所组成，对于肾水亏损、气血不足所导致的须发早白、牙齿松动、梦遗滑精、筋骨无力等症，有滋补肝肾、填精养血之功，但是需要经过医生把脉后处方使用，不要自行购买加工使用。

11 性欲下降的养生膏方

性功能下降，男女均可见到，但目前男性求医较多，女性很少求医，这与文化传统有关。性功能原本正常，后来下降者，首先要就医以明确病因，如果没有器质性疾病，只是因为衰老或功能失调引起的，可以用养生膏方。

中医认为性欲下降与肝肾心有关，心气不足、心神失养、肝气虚、肾精不足，均可导致性欲下降。另外，情绪原因而造成气机不畅，也会引起性欲低下。因此，对性欲低下者要药物与心理调理兼施。可选五子衍宗丸，或用还少丹为基本方来治疗，常须加疏肝调摄情志的药物。不能一味用壮阳药，过用壮阳药反而会导致阴精不足。

12 便秘的养生膏方

古书有"升降出入，无器不有"以及"出入废则神机化灭，升降息则气立孤危"，由此可见排泄问题是何等的重要。

便秘是中老年人的常见健康问题，也是很常见的排泄不畅的问题，有因其他疾病引起的，有因生活习惯引起的，原因非常复杂。因此，便秘也需要看医生，在确定属于功能性便秘，无相关的器质性疾病时，可以用养生膏方调理。

中医认为便秘为肠道津亏，或阳虚或气虚推动无力造成的。常用方有麻子仁丸及济川煎。家庭自制可用桃核仁、黑芝麻、生山药、百合、梨、荸荠等。

13 反复感冒的养生膏方

反复感冒在少儿及老年人中常见，严重影响患者的健康，也影响家属的工作。因此，可充分利用冬令进补的机会，使用膏方进行养生。

中医认为反复感冒多与肺气虚有关，临床常见补脾肺之气为基本治疗，常用玉屏风散为基本方。可用生黄芪、白术、防风、陈皮、沙参、麦冬、柿霜等。可根据需要加生晒参等。

如玉屏风膏：生黄芪 150 克，炙黄芪 50 克，白术 150 克，防风 50 克，陈皮 30 克。

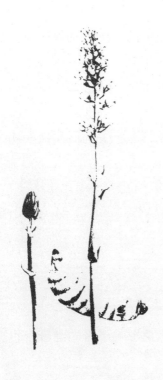

第五章
康复膏方

> **引言**
>
> 得病是个痛苦的事，病情稳定以后，不注意维持治疗及康复，则疾病容易反复，而且预后也较差。因此，加强疾病后的康复就显得尤其重要了。膏方能兼顾补泻，扶正祛邪，也是慢性病康复的好办法。

1 康复膏方的特色

用药特色：康复膏方与中药汤剂的处方方法是一样的，因此便于医生辨证施治，因人施方，与中成药相比具有很大的灵活性与针对性。

加工特色：康复膏方中既有扶正补益的药物，也有祛邪的药物；药物性质不同，煎煮时间也不一样，有的适合久煎，有的不能煎煮时间过长。膏方加工可根据药物的不同煎煮时间要求进行煎煮，兼顾两类药物的加工要求。而汤剂一般煎煮时间较短，不易做到两者兼顾，特别对于补益类药物来说，煎煮时间过短不能让药物充分发挥作用。

使用特色：膏方的成药化剂型，便于携带使用，为经常出差或变换工作场所的人提供了方便。

保护脾胃：由于膏方医师特别重视对脾胃的保护，因此在膏方处方中会增加适当健脾和胃的药物，同时膏方服用量小，也可以减轻脾胃的负担。

 康复膏方的适应证与禁忌证

慢性病需要康复，在康复阶段适合使用膏方，但也不能一概而论。一般地说，如果慢性病有虚证，就有了使用膏方的条件。各个系统的疾病康复只要有虚证都可以用，以下举例说明。

心血管疾病：冠心病，高血压，高脂血症，冠心病介入术或搭桥术后，心肌炎，心力衰竭等。

神经系统疾病：脑梗死恢复期，各类肌病如肌营养不良、重症肌无力，退行性病变如脑萎缩、老年痴呆、神经变性等。

消化系统疾病：慢性胃炎，功能性消化不良，慢性肠炎，溃疡性结肠炎，脂肪肝等。

泌尿系统疾病：慢性肾炎，肾功能不全，肾病，糖尿病肾病等。

血液系统疾病：再生障碍性贫血，缺血性贫血，慢性白血病等。

内分泌系统疾病：糖尿病，甲状腺功能低下，席汉氏征等。

妇科疾病：卵巢早衰，更年期综合征，多囊卵巢综合征，月经失调，不孕症等。

男性疾病：不育症，阳痿，早泄，前列腺增生等。

儿科疾病：反复感冒，功能性消化不良等。

康复膏方的开路方

在服用膏方之前常需要判断当前是否适用膏方，主要从以下几个方面：一是脾胃的运化功能如何，能否很好地消化吸收，不仅是对食物的消化吸收，还有对补益药物的消化吸收，如果经常腹泻、消化不良、腹胀，就需先行调理，待脾胃功能恢复到一定程度后再用膏方；二是对用药的把握程度，因为膏方处方大、使用时间长，而慢性病往往比较复杂，有时候即使高明的医师，也不一定准确开出合适的药方，此时可以先用汤药试治，如果服用后无不良反应，也有疗效，就可以在此基础上出具膏方。简单归纳起来就是通过开路方的使用来达到"开路"与"探路"的目的。

 康复膏方服用方法

康复膏方与养生膏方的服用方法在原则上是相通的，但有其特殊性。一般地说，康复膏方初期建议每天服用 2 次，以增强药效，后期可以服用 1 次。至于是饭前或饭后服用，要根据脾胃的消化功能情况来定。

服膏方时应不抽烟、少喝酒，不宜喝咖啡、可乐等含有咖啡因的饮料以及生冷滑腻之品，少食油腻、海鲜之品；膏方中有人参应忌食萝卜、莱菔子、红茶、绿茶；服含首乌膏方要忌猪血、羊血及铁剂；膏方不能与牛奶同服；阴虚便秘、潮热者忌辛辣刺激性食物；阳虚便溏、畏寒者忌吃生冷食物。应遵照医嘱配合执行。

 康复膏方宜暂停的情形

一般情况下，膏方的服用没有特别的限制，但在以下几种情况下宜暂缓：

（1）出现新的情况，如冠心病康复膏方服用期间心绞痛发作频繁了，高血压康复膏方服用期间出现血压过度升高不能控制的情况等，都需要先停服膏方，找医生复诊确定如何治疗。

（2）发现新的疾病：最典型的莫过于出现感冒、肠炎等问题，处理相对简单，只需要暂时停用，等新病痊愈后再继续用就可以了。

（3）出现上火或虚不受补的情况，如腹泻、腹胀、消化不良、睡眠困难、牙龈肿痛等，也应暂停服用。

6 高血压康复期的临床特点

高血压是一种常见病，我国有 2 亿多的患者，主要表现为以体循环动脉压增高。动脉压的持续升高可导致靶器官如心、脑、肾和视网膜等脏器的损害。

高血压主要表现为头痛、头晕、耳鸣、眼花、健忘、注意力不集中、心悸、气急、疲劳等症状。早期血压波动性升高，在精神紧张、情绪波动、劳累时血压暂时升高。随着病情进展，血压呈持续性升高。高血压可分为原发性高血压和继发性高血压两大类。高血压病归属于中医"头痛"、"眩晕"等范畴。按照中医辨证有虚实之分，病变部位主要在肝、肾两脏。病机为阴阳平衡失调。在稳定期高血压的病机以气血阴阳平衡失调，阴虚为本，可兼有血瘀等证。

7 高血压的康复膏方

当血压稳定后，就进入维持与康复治疗阶段了。高血压的康复主要从三个方面入手，一是生活方式调整，如原来不活动的要增加活动，口重的要控制盐量，蔬菜少的要增加植物类食物的摄入，使每天摄入的纤维素足够多；二是调节情绪；三是生活规律。

膏方康复要从其病之本入手，根据笔者的研究：高血压的病机根本在于肝肾精亏，所以稳定期以补肾柔肝为主，使肾水足，肝阳不至于上亢。可以六味地黄为基本方加减，常加用药物有龟板、白蒺藜、沙苑子、女贞子、草决明、山药等。

简便方：芹菜汁 2 升，栀子 30 克，龟板 100 克，女贞子 100 克，山药 100 克，山茱萸 100 克，菊花 20 克，陈皮 30 克，用龟板胶收膏。

8 心绞痛康复期病机特点

心绞痛是冠心病的常见临床类型，以发作性胸痛为特点，在一定的劳力程度下往往会发作。发病 1 个月内属于不稳定性心绞痛的范围，需要加强监测与强化治疗；如果经过治疗稳定 1 个月以上，心痛发作时间、频率、引起心痛发作的活动量相对稳定，就进入心绞痛慢性稳定期了。中医认为慢性稳定期的病人以气虚血瘀为主，主要表现为胸闷胸痛、气短、疲乏、舌质淡暗、苔薄、脉细涩或细弦等，有的兼有阳虚寒凝等问题。

9 稳定性心绞痛的康复膏方

康复期的治疗要点在于补气活血，兼顾扶正与祛邪。补气常用党参、黄芪、黄精，活血常用丹参、川芎、红花、炒山楂。对心率慢兼有阳虚的，还需要兼顾温阳，可用桂枝。蒲辅周老先生的两和散可以作为基本方，也可以生脉散加丹参饮作为基本方。

简便方：丹参 150 克，炒山楂 50 克，党参 100 克，丹皮 100 克，三七 50 克，以阿胶收膏。

10 心肌梗死康复期的病机特点

心肌梗死恢复期的病机特点与稳定性心绞痛相似，但其肾气不足的情况更普遍。临床表现可以有胸闷气短、腰膝酸软、动则汗出、心悸、睡眠不香等，有时还会兼有阳虚水泛，如水肿、夜不能平卧、夜间胸闷痛等。

也有一些病人，心肌梗死经溶栓、介入治疗后，病情得到缓解，但是其本虚潜藏，因而反复多次发作心肌梗死。

11 心肌梗死的康复膏方

从西医的角度来说，心梗的康复主要有两个方面，一是减少或减缓动脉粥样硬化的发展，使缺血而未坏死的心肌得到恢复；二是保护心脏功能，使之不致于快速发展为缺血性心肌病。

治疗原则为益气补肾、活血温督，常用黄精、黄芪、人参、西洋参或红参补气，丹参、三七、川芎、藏红花、当归活血，鹿角霜、锁阳、菟丝子等补肾与命门之火，茯神、远志、枣仁调心神，达到双心同治的目标。

三参复心膏组成：人参，炙黄芪，丹参，生地，玄参，山药，锁阳，三七，茯神，枣仁，五加皮。

12 心衰患者的康复膏方

心力衰竭是临床常见病，也是多种心脏疾病的终末期表现。中医认为在稳定期康复阶段，本病的基本病机以气虚，特别是肺心肾气虚为主，兼有阳虚不能制水。康复膏方宜以补心肺肾气、温阳活血以利水为基本治法，常用药物有生晒参、高丽参、西洋参、山药、山茱萸、黄精、泽泻、泽兰、车前子、桂枝、鹿茸等。参类的选择原则是：一般用生晒参，偏阳虚有寒用红参或高丽参，偏热用西洋参。

13 哮喘的康复膏方

哮喘是常见呼吸系统疾病，老少均可见到，而且有愈来愈多的趋势。有些人先有过敏性鼻炎，尔后出现哮喘。中医认为哮喘缓解期以肺肾两虚为主，通过膏方补肺肾，可以提高抵抗力，减少或减轻哮喘发作。哮喘缓解期膏方常用生炙黄芪、穿山龙、炒白术、陈皮、法半夏、菟丝子、蛤蚧、虫草、麦冬等。补肺汤亦可作为其基本方。

核桃山药固肾膏：核桃，山药，人参，乌梅，梨，川贝，冰糖。

14 消化不良的康复膏方

消化不良常有腹胀、食欲差、纳食无味，有的还有便稀、睡眠不好等，人往往比较消瘦。中医认为属于脾胃虚弱或脾胃不和引起，服用汤药和药丸都可以，但不易坚持，而且长期服汤药有时还会引起胃脘不适加重，病情容易反复，膏方是一种不错选择。如果是伤食引起，就不必服用膏方了。

常用于调理消化不良的药物有炒山楂、党参、炒白术、茯苓、鸡内金、枳壳、陈皮、山药、生麦芽等，处方有七味白术散或四君子汤。

15 脂肪肝的康复膏方

脂肪肝是因脂质代谢紊乱，导致肝细胞内脂肪积聚过多的病变。产生的原因有营养因素，也可因慢性肝病引起。在临床上常见的是因为高脂肪、高糖饮食引起，多见于肥胖之人。从中医理论来看，脂肪肝的产生和脾胃肝肾功能失调有着密切关系，因此，脂肪肝的患者是完全可以服用膏方的。再者，脂肪肝的产生原因也不仅仅是营养过剩，蛋白质缺乏、肝脏损伤等也可引起，这种情况本身就可以应用中药进行调补。

脂肪肝的主要病理表现为脾胃气虚或肝肾阴虚，兼气滞、血瘀、痰浊，以虚实相兼为特点。治疗多应用健脾或益肝肾，佐以理气、化瘀、消痰的方法，并加用降脂中药。

 糖尿病的康复膏方

糖尿病是一种流行病，有一亿多病人，主要有口渴、多食、餐前饥饿、消瘦、尿多等表现。不积极控制，可以引起广泛的血管病变，导致心脑血管疾病、周围动脉硬化闭塞，造成残疾。

中医认为糖尿病主要是阴虚，兼有燥热、瘀血，因此糖尿病的康复膏方以益气养阴、活血清热为基本治疗。玉液汤、消渴方都可用。但是热毒严重时不属康复期，不宜用膏方。

此方的主要药物有生山药、生黄芪、知母、生鸡内金、葛根、五味子、天花粉，还可以加荔枝核、玄参。

无症状性血尿的康复膏方

中医认为，无症状性血尿患者多由于心火亢盛、湿热内蕴和肝肾阴虚，使血热妄行，而导致尿血。其中，肝肾阴虚型的患者可以服用膏方调理。

肝肾阴虚型无症状性血尿患者有以下表现：小便颜色较深甚至如洗肉水样，头昏眼花，耳鸣如蝉声，腰膝酸软，手足心热，口干咽燥，舌质红，舌苔少，脉弦细。一般调补原则为滋养肝肾，凉血止血。常用药物如知母、黄柏、生地黄、山茱萸、山药、茯苓、泽泻、牡丹皮、女贞子、旱莲草、白茅根、马鞭草、龟板胶等。

18 白细胞减少症的康复膏方

本病以周围血白细胞计数减少，重复检查值低于 $3.5 \times 10^9/L$ 为主要依据，常伴有疲乏、易感冒等症状。中医认为本病主要与气虚有关，部分病人兼有血虚或由气虚发展至阳虚。

中气亏虚可见面色苍白，体倦乏力，少气懒言，纳呆，腹胀便溏，反复外感，舌淡，苔薄白，脉缓或濡弱。兼血虚者还可见到心悸面色少华，头晕。发展为阳虚者多兼恶寒，肢冷，大便溏薄，小便清长。

膏方调理宜以益气补血、健脾为基本治法，常用药物有党参、黄芪、白术、茯神、酸枣仁、龙眼、木香、炙甘草、当归、远志、生姜、大枣、熟地、山萸肉、枸杞子、山药、杜仲、附子、肉桂等。

19 肥胖症的康复膏方

肥胖症临床上以身体肥胖、体重超过标准的 20 % 以上为基本特征。男性标准体重的计算公式：体重（千克）= 身高（厘米）-105；女性标准体重的计算公式：体重（千克）= 身高（厘米）-110。也可用体重指数（BMI），BMI= 体重（千克）÷ 身高²（米²），> 24 千克 / 米² 为肥胖。肥胖在临床表现不一，中医认为肥者脾虚、多痰，是在虚基础之上的实，是本虚而标实的疾病。以下两种情况可用膏方来康复：①有肥胖而伴下肢浮肿，疲乏无力，肢体困重，纳呆腹胀满，便溏尿少，舌质淡红苔白滑或白腻，脉细或细滑。②肥胖，疲乏无力，腰腿酸软，形寒肢冷，腹胀纳呆，或肢体浮肿，阳痿，尿少便溏，舌质淡，边有齿迹，苔薄白，脉沉细。

膏方处方以健脾化湿为基本治法，常用药物有黄芪、白术、苍术、桂枝、泽泻、党参、陈皮、茯苓、车前草、炙甘草、生山楂、炒麦芽、炒谷芽、神曲；有脾肾阳虚者加补骨脂、干姜、附片、肉苁蓉、淫羊藿、仙茅；女子不孕，加菟丝子、覆盆子、鹿角霜。

 高脂血症的康复膏方

高脂血症是指血浆中的胆固醇、甘油三酯升高或两者同时升高。本病与动脉粥样硬化、冠心病、肥胖病、糖尿病等有密切关系。属于中医"痰湿""湿浊""痰瘀"等范畴，其分型实多于虚，有痰浊而见形体肥胖，身重乏力，头晕头重，胸闷气短，腹胀纳呆，苔滑腻，脉弦滑者，不宜服用膏方。少数属于虚证患者可以服用膏方。

（1）如果为脾肾阳虚见到头晕，神疲乏力，形寒肢冷，脘腹胀满，腰膝酸软，纳呆便溏，舌质淡，苔白腻，脉沉细，可以膏方温补脾肾，常用药物有菟丝子、山药、茯苓、山萸肉、枸杞、肉苁蓉、杜仲、远志、石菖蒲、党参、白术、生山楂、黄芪等。

（2）如果为肝肾阴虚见到头晕耳鸣，目涩口干，爱忘事，睡眠困难，腰膝酸软，手足心热，舌质红，苔少，脉细数，可以膏方滋补肝肾，常用药物有沙参、麦冬、当归、枸杞、生地、制首乌、黄精、山药、生山楂、丹皮、赤芍、山萸肉。

21 **贫血的康复膏方**

随着生活的改善，因营养缺乏造成的贫血逐年减少，而因疾病引起的贫血仍广泛存在。如女性因月经过多引起的贫血，因胃病引起的贫血，也有因偏食引起的贫血。贫血的病人常有头晕眼花、记性不好、心烦心慌、面色苍白、甲床苍白等表现。对于此类贫血，除治疗本病外，还可以通过膏方调理来治疗贫血。

阿胶补血膏：主要有阿胶，大枣，当归，黄芪，鸡血藤，枸杞子，莲子，生赭石。

强直性脊柱炎康复膏方

强直性脊柱炎年轻人多见，男性多见，有腰背疼痛、活动不利、晨起疼痛重、受凉感冒后症状加重等。病久导致肝肾亏虚，精血不足，督脉失养，出现腰背酸痛，转侧不利，喜按揉，劳则加剧，佝偻驼背，步履困难，怠惰嗜卧，舌淡苔白，脉细弱，适宜膏方调治。常用方有独活寄生汤，处方常用药物有熟地、肉苁蓉、首乌、补骨脂、山萸肉、鹿角霜、枸杞子、狗脊、杜仲、当归、菟丝子、巴戟天、骨碎补、党参、炙黄芪、白术、甘草。

23 干燥综合征的康复膏方

干燥综合征是以口腔和眼干燥为主要表现的一种疾病，以中年女性为多见，是一种自身免疫性疾病，病变部位主要在泪腺和唾液腺。中医认为本病属于"燥证"范畴，辨证有虚实两大类，其中阴虚燥热、气阴两亏、瘀血阻滞等型适宜膏方调补，辨证应用膏方有助于改善症状，调整脏腑功能。一般来说，治疗干燥综合征用药多从益气、养阴、润燥、活血、养血入手。以阴虚燥热的干燥综合征为例，其常见表现有：口燥咽干，眼干鼻燥，大便干结，伴低热，五心烦热，颧红盗汗，舌干红苔少，疲乏，脉细数。膏方调理宜以养阴润燥为主。常用药物有生地、熟地、麦冬、女贞子、泽泻、石斛、玉竹、旱莲草、北沙参、天花粉、丹参、当归、赤芍、白芍、芦根、川楝子、枸杞子、茯苓、鳖甲胶等。

24 脑萎缩的康复膏方

脑萎缩是一种慢性、进行性疾病。脑萎缩包括大脑、小脑及脑桥萎缩，指脑组织有器质性改变，导致脑神经功能障碍。主要表现有头晕，健忘，记忆力减退，神情呆钝，反应迟缓，步态不稳，手足震颤等；严重者可出现痴呆，大小便失禁，生活不能自理，甚至瘫痪等症状。脑CT可检查出脑萎缩。

中医认为人到老年，五脏俱虚，尤其是肝肾亏虚。因肾精不足、髓海空虚，或气血亏虚、脑髓失充，或阴虚火旺、脑髓消缩，以致神明失用，而发神情淡漠、反应迟缓、头晕健忘、记忆力减退等症。可用滋补肝肾，填髓健脑。常用方有地黄饮子、还少丹。常用药物有党参、黄芪、白术、当归、茯苓、熟地、杜仲、怀牛膝、枸杞子、山萸肉、天冬、远志、当归、益智仁、龟板胶、石菖蒲、郁金等。

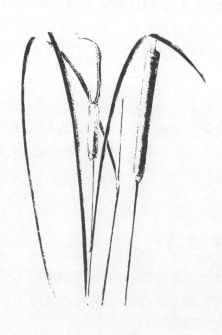

第六章

家厨宝贝制膏

引言

在本章，药师将带您清理家里贮藏室、药箱与厨房，看看家里有什么东西可以制作膏滋，这些东西谁可以用，怎么让家里的人参、大枣、酸枣仁、百合、虫草、藏红花发挥更好的作用。

1 药物与食物

中药和食物可以说是同时起源的，古有神农尝百草而发现了药，但那时药与食的界限不清，无毒者可就，有毒者当避，或者说有些食物也是药物，有些药物也是食物，食物的副作用小，药物的副作用大。

只能用来治病的称为药物，只能作饮食之用的称为食物。但很多东西，既有治病的作用，同样也能当作饮食之用，叫做药食两用。比如橘子、粳米、赤小豆、龙眼肉、山楂、乌梅、核桃、杏仁、饴糖、花椒、小茴香、桂皮、砂仁、南瓜子、蜂蜜等，它们既属于中药，有良好的治病疗效，又是大家经常吃的富有营养的可口食品。知道了中药和食物的来源和作用以及二者之间的密切关系，就不难理解药食同源的说法了。

 药食两用的食物

中药与药食两用的食物的共同点是可以用来防治疾病，不同点是中药的治疗作用强，也就是人们常说的"药劲大"，使用不当时容易出现明显的副作用，而食物的治疗效果不如中药那样突出，同时它们的副作用也较小。按照国家有关部门规定，既可以作为食品又可以作为药品的东西有几十种，包括日常常吃的水果和干果、烹调用的香辛调料、可以做饭、煮粥、做菜的食物、可以泡水代茶饮的花果叶等类型。

日常常吃的水果和干果：山楂、乌梅、木瓜、白果、龙眼肉（桂圆）、杏仁（甜、苦）、桃仁、沙棘、佛手、枣（大枣、酸枣、黑枣）、罗汉果、郁李仁、青果、枸杞子、桑葚、莲子、香橼、覆盆子等。

烹调用的香辛调料：丁香、八角茴香、花椒、小茴香、肉桂、肉豆蔻、砂仁、姜（生姜、干姜）、黑胡椒等。

做饭、煮粥、做菜的食物：刀豆、白扁豆、赤小豆、麦芽、芡实、薏苡仁、黑芝麻、山药、百合、葛根、昆布、鱼腥草、茯苓、桔梗、荷叶、淡豆豉、藿香、紫苏、香薷、薄荷、马齿苋、黄芥子、黄精、玉竹、甘草、牡蛎、鸡内金等。

泡水代茶饮的花、果、叶等：金银花、胖大海、青果、桑叶、淡竹叶、菊花、橘皮、鲜白茅根、鲜芦根、蜂蜜等。

3 功能性食品

根据百度百科：功能性食品是指具有营养功能、感觉功能和调节生理活动功能的食品。它的范围包括：增强人体体质（增强免疫能力，激活淋巴系统等）的食品；防止疾病（高血压、糖尿病、冠心病、便秘和肿瘤等）的食品；恢复健康（控制胆固醇、防止血小板凝集、调节造血功能等）的食品；调节身体节律（神经中枢、神经末梢、摄取与吸收功能等）的食品和延缓衰老的食品。功能性食品又称为保健品。

 可用于功能性食品的中药

国家有关部门除规定了哪些是药食同源物品外，还规定了一百余种可用于保健食品的物品，多是有一定保健或治疗作用，但药性相对平和的中药，很多都是大家熟悉的，也有很多是日常家庭药箱、厨房里可以见到的。可以用于保健食品中的中药有多种功效类型，如补气、滋阴、生津、健脾、补肝肾、清热、祛湿、活血等。

 用于功能性食品的补虚中药

补虚中药：人参、人参叶、人参果、红景天、西洋参、刺五加、绞股蓝、黄芪、党参、太子参、白术、马鹿胎、马鹿茸、韭菜子、葫芦巴、蛤蚧、杜仲、杜仲叶、沙苑子、补骨脂、巴戟天、淫羊藿、菟丝子、当归、熟地黄、白芍、制何首乌、北沙参、麦门冬、天门冬、石斛、女贞子、五味子、鳖甲、龟甲等。

 用于功能性食品的调理中药

活血中药：川芎、丹参、红花、益母草、泽兰、怀牛膝、三七、姜黄等。

理气中药：青皮、木香、香附、玫瑰花、枳壳、枳实等。

清热中药：知母、土茯苓、生地黄、玄参、牡丹皮、赤芍、地骨皮、金荞麦、苦丁茶等。

安神中药：首乌藤、远志、酸枣仁等。

平肝息风中药：石决明、珍珠、罗布麻、天麻等。

止咳化痰中药：桑白皮、川贝母、浙贝母、竹茹等。

祛风湿强筋骨中药：五加皮、桑枝等。

化湿中药：佩兰、苍术、厚朴、白豆蔻等。

7 膏方选药

膏方是用什么做的？必须是药做的吗？膏方一般由中药、胶类、辅料三部分原料加工而成，其中最重要的部分是中药，中药是起到调理、进补作用的主要部分，其中以进补类的药物为主。

考虑到膏方的特殊剂型和服用时间相对较长的特点，并不是什么样的中药都适合制作膏方。一般说，膏方用药中有相当比例的含糖分较多的补益类药，其中有很多是"药食同源"的中药，还有很多是可以用于功能性食品的中药，使用起来相对安全，例如膏方多会用到党参、黄芪、地黄、黄精、玉竹、山楂、乌梅、龙眼肉、大枣、枸杞子、桑葚、砂仁、芡实、薏苡仁、黑芝麻、山药、百合、桔梗等。另外，膏方要考虑其气味、口味和口感，用药时一般会较多选用气香、味甘或酸的药物，会尽量少用苦味、辛味等药，尽量避免使用咸腥味的动物药或其他刺激性气味的中药，从而使膏方更适于亚健康人群和慢病调理。

8 膏方用胶有讲究

阿胶、龟板胶、鳖甲胶、鹿角胶是膏方中常用的胶类药，这些胶类药不仅是补益虚损的重要组成部分，而且有助于制剂的固定成形。胶类药在膏方中可以一胶单用，也可以根据需要按照一定比例数胶合用。胶类除有助成形外，还有治疗作用，根据不同需要来选择。其中：阿胶可以补血；龟板胶可以养阴潜阳；鳖甲胶可补血养阴，除虚热；鹿角胶可以温肾助阳，补督脉。

9 加入膏方的果品

在膏方中经常会用一些果品，如核桃、梨、桂圆、芝麻等，各有妙用。核桃可以温补肾阳，对肾气不足、头晕头昏、健忘适用。梨有润肺清热的作用，适用于肺阴不足、口干咽燥、干咳等。桂圆有补血的作用。芝麻有养阴、乌发、润肠、通便的作用。

10 膏方使用的辅料

膏方在制作过程中还会用到一些辅料，如糖类、黄酒等，具有矫正气味、补益虚损、活血通络等作用。膏方中所用的糖类辅料主要有冰糖、白糖、红糖、饴糖、蜂蜜等，其中蜂蜜、冰糖较为常用。它们的功效略有不同，冰糖可润肺止咳、清痰去火；红糖温润，可润心肺，和中助脾，缓肝气，补血化瘀；饴糖缓中补虚，生津润燥；蜂蜜可安五脏，补五脏气血诸不足，益气补中。黄酒作为常用的辅料，不仅可以解除胶类药的腥膻气，还具有活血通络、散寒等功效，可以加强药物在体内的运化吸收。

11 精选家中滋补品来做膏

随着生活水平的日益提高，现在很多家庭都存有一些具有补气、补血、润肺、补肺、补肾、安神、健脾等功能的中药和滋补品，其中有些中药被广泛用于滋补和调理身体，例如：人参、生晒参、红参、西洋参、冬虫夏草、百合、藏红花、川贝母、枸杞子、黄芪、党参、大枣、酸枣仁等。这些中药和滋补品，家庭使用时一般多采用炖汤、炖肉、泡酒、煮粥等药膳用法，或直接服用等其他方法，同时对于近年来兴起的膏方用法也很适合，因为它们的功效与膏方的用药目的很匹配，且它们所含糖分较多，气味多香甜或酸甜，口味也较好，可以用于家庭自制简易膏方。

12 参类补品

人参、生晒参、红参、糖参均是人参，只是加工炮制的方法不同。生晒参是将人参晒干制成，红参是将人参在一定的工艺条件下蒸制而成，糖参是将人参烫煮并浸糖汁后晒干。从古代开始，人参就应用于补气、滋阴、益血、生津等方面，具有强心、健脾、镇静等作用。各种参的作用没有本质性区别，但又略有不同，其中：生晒参，性较平和，不温不燥，既可补气、又可生津，适用于扶正祛邪，增强体质和抗病能力；红参，功效温补，补气中带有刚健温燥之性，长于振奋阳气，补益作用较强；糖参，性最平和，效力相对较小，适用于健脾益肺。

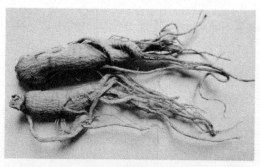

生晒参

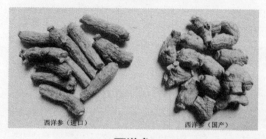

西洋参（进口）　西洋参（国产）

西洋参

西洋参，顾名思义是产于国外的人参，是人参的一种，功效与人参基本一样，但也有其特殊性，其性偏寒凉，具有补气养阴、清热生津的功效，可益肺阴、清虚火、生津止渴、治肺虚久嗽、咳喘痰血、虚热烦倦、消渴、口燥喉干等。如果有气虚症状，又兼有口干舌燥，可以使用西洋参，而不用人参。

13 贵过黄金的"虫草"

冬虫夏草，是一种传统的滋补药材，顾名思义是有虫有草，草是寄生在虫体内的菌类植物，虫草是它们的复合体。其主要活性成分是虫草素，具有调节免疫系统功能、抗肿瘤、抗疲劳等多种功效。由于分布地区狭窄、自然寄生率低、对生活环境条件要求苛刻，所以本身资源非常有限，价格比较高。冬虫夏草煮水具有抗肿瘤、保肺益肾、止血化痰、秘精益气之功效，可补虚损、益精气、止咳化痰，治痰饮喘嗽、虚喘、痨嗽。

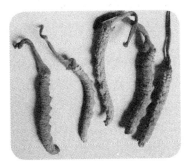

冬虫夏草

14 西域之礼"藏红花"

藏红花，也叫西红花、番红花，主产于欧洲南部、地中海地区、小亚细亚和伊朗。有特异的香气，应避光、在阴凉干燥处保存。其体轻质润，入血行散，具有活血祛瘀、散郁开结、凉血解毒的功效，主治月经不调，痛经、经闭、产后恶露不行、腹中包块疼痛，跌扑损伤等。入膏时可研粉，在收膏时加入。

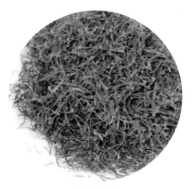

藏红花

15 川产良药贝母

川贝母，有润肺止咳、化痰平喘、清热化痰的功效，用于肺虚、久咳、虚劳咳嗽、燥热咳嗽、干咳少痰、咯痰带血等，比较适合家庭保健使用，一般多与梨、百合、冰糖等润肺、清肺的食品或药品一起使用。入膏时可研粉在收膏时加入或与群药煎煮。

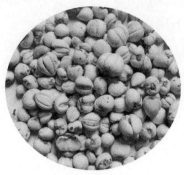

川贝

16 亦食亦药的百合

百合，养阴润肺，清心安神。用于阴虚久咳、痰中带血、虚烦惊悸、失眠多梦、精神恍惚。因其具有养阴润肺止咳功效，所以家庭多用于肺阴虚的燥热咳嗽，如百合与款冬花一起熬制成的百花膏，可润肺止咳，用于咳嗽痰少、津少咽干。

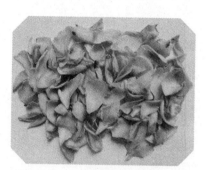

干百合

17 塞外补品枸杞

枸杞子，具有滋补肝肾、益精明目功效。用于虚劳精亏、腰膝酸痛、眩晕耳鸣、内热消渴、血虚萎黄、目昏不明。枸杞子含有多糖等成分，口味香甜，适合膏方使用。

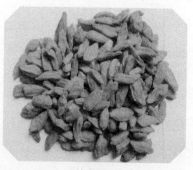

枸杞子

还有一些家庭常见的补气健脾、补血活血、止咳化痰、滋阴、安神等中药，如黄芪、党参、茯苓、大枣、川芎、陈皮、熟地黄、生地黄、黄精、酸枣仁等，也很适合应用于膏方。

18 膏滋可以让贵重补药充分发挥作用

对于家庭储存的人参、大枣、酸枣仁、百合、藏红花等滋补品，很多人只知道炖汤、煮粥、泡水等简单的服用方法，而这几年越来越受到大家青睐的膏方，也是让这些滋补品充分发挥作用的最好的剂型和用法之一。有一些组方简单、制作不复杂的小膏方，可以充分发挥这些滋补品和家庭厨房及药橱中其他易得品的作用，比如川贝梨膏、固元膏（黑芝麻核桃阿胶膏）、酸枣仁膏、两仪膏、桑葚膏等。

19 川贝秋梨膏

川贝秋梨膏，具有润肺止咳功效，适合秋、冬季服用。由川贝、百合、藕、马蹄（荸荠）、红秋梨（或鸭梨）、冰糖或蜂蜜，一起加水慢火熬制而成，每天早晚服用。

20 两仪膏

两仪膏，具有补中益气、滋阴补血的作用，可用于久病体虚、精气亏损者。由人参、熟地、白糖或蜂蜜组成，把三种原料加水慢火熬煮，至一定浓度的较稠膏状后，放入密闭容器中保存，每天早晚服用。

53

21 固元膏

固元膏，具有补肾益脑、固本培元、补血润肤、养颜乌发等作用。其药味简单，由黑芝麻、核桃、大枣、阿胶组成，可将各种原料打碎后加入适量黄酒搅拌均匀，隔水蒸制而成，每天早晚服用。

22 桑葚膏

桑葚膏，具有养血润燥、补益肝肾的作用，可用于肝肾两亏、阴血不足的慢性咳喘、老年习惯性便秘、中青年白发等。由桑葚、砂糖或蜂蜜组成，可将桑葚加水熬煮，再加入砂糖或蜂蜜后浓缩而成。每天早晚服用。

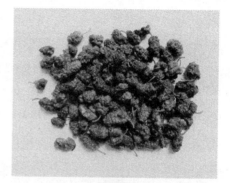

桑葚

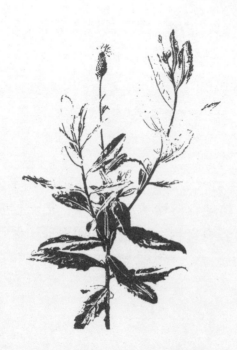

第七章

跟着专家学做膏

引言

前面我们了解膏方这么好，那么好，能否自己做点尝尝呢，答案是可以，不过您能加工的恐怕是简单的处方，或是经膏方医师望闻问切后开出的简单方子。加工膏方过程中，把握好作膏的材料、火候、收膏的方法就能出好膏。

家庭膏滋制作的基本方法

1 制作膏滋的材料

膏滋的组成通常包括中药饮片，就是起治疗作用的药物，还有胶类药物、果品类药物和调味品。膏滋的主要作用是滋补、调养身体，所以多以补益药为主，如补气药人参、西洋参、党参、太子参、灵芝、黄芪等，补血药当归、白芍、熟地、首乌、桑葚等，补阴药沙参、麦冬、天冬、石斛、玉竹、黄精等，补阳药鹿茸、肉苁蓉、锁阳、巴戟天、淫羊藿等；而胶类药物是膏滋的一大特点，这些胶类中药不仅在膏滋制作时有助于收膏成形，使药汁变稠，而且具有较强的药效。此外，胶类还有补益和治疗作用，如阿胶，有补血止血、滋阴润燥之功效，龟板胶有滋阴养血、益肾健骨、固经止血等功效，鳖甲胶有滋阴补血、退虚热、软坚散结的功效。在膏滋制作中也会加入一些果品，如梨、红枣、桂圆、莲子、银耳、核桃仁、黑芝麻等；为了使膏滋的口味适合长期服用，往往加入冰糖、蜂蜜等，既可以起到调味的作用，又有一定的疗效；另外，黄酒也是膏滋制作中常用的辅料。

药食同源选食材

自古以来就有"药食同源"理论，唐代《黄帝内经太素》一书中写道："空腹食之为食物，患者食之为药物"。许多食物可以药用，许多药物也可以食用。在我们日常生活中，许多药材和食材多可以用来制作膏滋，只要根据自身情况恰当选择，就会给我们的身体健康带来益处。自制膏滋材料重点可选食材，或亦食亦药的材料，如果需要用药，也要特别慎重地选择一些副作用小的中药。

③ 膏方处方需谨慎

随着大家对养生保健的重视，一些人在家中自己制作膏滋，但应注意对药材和食材的选择。膏滋中需加入的药材，应按照膏滋医师处方，选择正规医院药房或药店购买，胶类药物应选择知名品牌，果品类要新鲜，果实类的食材不要有异味。特别需要注意的是，所有原料都要根据自身情况来选择。如：患有糖尿病的人不宜使用冰糖、红糖、饴糖、蜂蜜等来调味，可以选用一些木糖醇、甜菊糖、元贞糖等低热量的甜味剂代替；患有肝病的人不宜用黄酒浸泡阿胶等动物类药胶；痛风急性期不宜用阿胶、龟板胶、鳖甲胶、鹿角胶等；阴虚的人不要用红参、鹿茸等温补品；有出血倾向者不宜用藏红花等活血破血的药。

 膏滋制作四部曲

家庭自制膏滋的操作方法并不复杂，和医院制作过程相似，应该注意其中的几个关键步骤。

（1）**浸泡**：首先要将药材用冷水浸泡 1 ～ 2 小时，冬季浸泡时间可延长，使药材充分泡透，加水量以水面高出药材约 15 厘米为宜。

（2）**煎煮**：同我们日常煎煮中药一样，先用大火，待开锅后改用小火，不同的是煎煮时间要比煎煮普通中药长，通常第一煎要煎 1 ～ 1.5 小时，第二煎可短一些，也可以煎第三煎。把煎好的药液合并，用纱布过滤一下，防止药液中有药渣。如果有西洋参、人参、冬虫夏草、藏红花、珍珠、川贝母等贵重药材，应该单独用小火煎煮取汁，或研成细粉，在收膏时加入，避免浪费。

（3）**浓缩**：煎煮后得到的药液量很大，需要再浓缩一下，注意在浓缩时一定要搅拌。当药液滴于干燥纸上，周围不见水迹就可以了。

（4）**收膏**：收膏是膏滋制作的关键步骤。首先把要加的胶类如阿

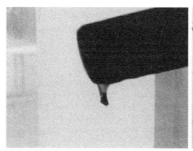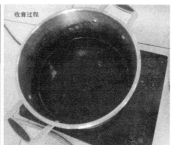

挂旗、收膏

胶、鹿角胶、龟板胶等用黄酒烊化，以去掉其腥气；再与适量的糖、蜂蜜及加工好的贵重药材等一起加入浓缩好的药汁中，用小火熬煮，注意一定要不断搅拌和匀，避免糊锅。当药汁达到"滴水成珠"状或"挂旗"，膏滋就熬好了。

5 "滴水成珠"成好膏

膏滋制作最关键步骤之一是收膏，传统经验浓缩到"滴水成珠"或"挂旗"。滴水成珠是说以搅拌棒蘸取药汁，滴入清水中，药滴不会马上散开溶解，短时间内仍保持珠状。这是在膏方制作过程中判断收膏效果的重要标准之一。挂旗是指以搅拌棒蘸取药汁并水平提起，药汁沿棒边呈片状垂下或滴下，是在膏方制作过程中判断收膏效果的另一重要标准。

膏滋加工好以后需要妥善保存，一般家庭是用瓷罐或玻璃器具装膏。装膏前要把容器清洗干净，烘干。膏滋装好后，必须放凉再盖上盖子，置冰箱保存即可，随用随取。

6 家庭制作膏滋的基本工具

膏滋制作需要的工具如下。

药物浸泡桶：可用不锈钢桶或食品级塑料桶，以保证使用安全。

大锅：传统用铜锅，目前已经不易求得，可以用陶制品或瓷制品、质量好的不锈钢锅，要足够大，能够放下所有药物。不可用铁锅。

纱布：主要用于过滤药渣，质量差则过滤不够，制作的膏滋硌牙。

铲：适用竹质锅铲。

水：选用品质好的自来水或天然矿泉水。

火：建议用可调节火候大小的火源和灶具。

膏方的服用、保存、忌口

什么样的人不适合吃膏方呢？首先，身体十分健康的人士不必服膏方，不要盲目跟风。其次，得了急性病如感冒发烧、腹痛腹泻等，应先治病，待病愈后再服膏方。而脾胃功能比较弱的儿童、身体十分虚弱的重病患者也不要服膏方。对肠胃功能不佳、消化吸收状况很差的人，要听从中医先调理肠胃使其恢复功能后，方能进食膏方，切勿急于进补反伤脾胃。

膏方服用时间：多由冬至"一九"开始，至"六九"或"九九"而止。冬天为封藏的季节，滋补为主的膏方容易被机体吸收储藏，所以冬令是服用膏方的最佳季节。治疗为主的调治膏方可视病情需要，根据不同时令特点随季节处方。

以滋补强身为主的膏方应空腹服用；有胃肠道疾病或脾胃功能欠佳者，宜在饭前 1 小时服；有心、肺等疾病者，宜在饭后 15 ~ 30 分钟服；补心脾、安心神、镇静安眠的膏方宜在睡前 30 ~ 60 分钟服。有特殊治疗效果的膏方应遵医嘱服用。

膏方服用剂量：每次一匙或 20 ~ 25 克，用少量温水或温热的黄酒化开后服用，也可以噙化，亦称"含化"，即将膏滋含在口中，让药慢慢在口中溶化，发挥药效，如治疗慢性咽炎所用的青果膏等。一般多空腹服用，但有时为了加强疗效，也可早晚各服一次。凡外感发热、胃肠不适、七情干扰、情志不畅者应停服一两日。

服膏忌口：服膏方时一般不宜用茶水或牛奶冲饮；应忌食生冷、油腻、辛辣等不易消化或有较强刺激性的食物，远离麻辣火锅、生猛海鲜，不得酗酒。如服含有人参的膏方时，还须忌食白萝卜。

服膏后反应：舌苔很厚腻时，就先暂停一段时间，等舌苔薄了再服；服膏后如感觉咽喉干燥、腹胀、便秘或腹泻应暂停服用，适时请教中医师，以便得到及时的指导帮助。

固元膏制作与服用

7 固元膏的传说

固元膏也叫阿胶胡桃膏，最早在我国唐朝流传，据说此方由唐代杨贵妃所创，人称贵妃美容膏。其配方除了胡桃、阿胶，还有黑芝麻、黄酒和冰糖。长食可以固本培元，补血润肤，养颜乌发。《全唐诗·宫词补遗》中有词为证："铅华洗尽依丰盈，雨落荷叶珠难停。暗服阿胶不肯道，却说生来为君容。"这个方子是不是杨贵妃所创无法考证，但这首古诗的确证明了杨贵妃服用阿胶养颜，而且效果极佳。《清宫叙闻》记载道，"西太后爱食胡桃膏，故晚年皮肤细滑"，可见慈禧太后对此膏的偏爱。

8 固元膏主要药物的作用

固元膏中最重要的成分就是阿胶。《神农本草经》将阿胶列为"上品"，明代李时珍把阿胶誉为"补血圣药"，《本草纲目》载："阿胶本经上品。弘景曰：出东阿，故名阿胶"。明代嘉靖年间江苏华亭才子何良俊服用阿胶得以颐养天年，祛病强身，其《清森阁集》里，有一首名为"尊生"的诗，写道："万病皆由气血生，将相不和非敌攻。一盏阿胶常左右，扶元固本享太平"。

固元膏中还有黑芝麻、核桃仁、大枣、冰糖和黄酒。黑芝麻含有多种人体必需的氨基酸和丰富的维生素E，具有补肝肾、润五脏、强筋骨、防衰老、润肌肤、乌发等作用；核桃含有人体必需的钙磷铁等多种微量元素和矿物质、胡萝卜素、核黄素等多种维生素，所含微量元素锌，可使细胞免受自由基的氧化损害，常吃有益于健脑益智，有

"益智果""长寿果"的美称，其养颜补血健脑功效尤为显著；大枣中含有丰富的有机酸、维生素 A、维生素 C、钙、多种氨基酸等丰富的营养成分，是补中益气、养血安神、提升身体元气的圣品；冰糖具有润肺止咳、清痰祛火的作用，是泡制药酒、炖煮补品的辅料；黄酒含有多种蛋白质、糖类、有机酸和多种维生素，历来是保健养身、补血养颜之仙品。

 修制加工

固元膏处方：阿胶 250 克，核桃仁 250 克，大枣 500 克，黑芝麻 250 克，冰糖 250 克，黄酒 1000 克。

将大枣去核，黑芝麻洗净上锅炒干，将阿胶、核桃仁、去核大枣、黑芝麻、冰糖分别放入家用型多功能搅拌机进行粉碎，粉碎后放入一带盖的盆中，加入黄酒搅拌均匀后，盖上盖子，避免蒸气水流入盆中。放入锅中，隔水蒸，大火蒸 20 分钟，改小火蒸 2 小时至完全蒸透为止。取出放凉，装入洁净、干燥的密封罐中，放入冰箱冷藏。

在固元膏的配方中，红枣、黑芝麻、核桃仁、冰糖是常规的配方。如果是糖尿病患者吃，可以去掉冰糖，加入 100 克的枸杞子；如果便秘严重，可以加入 150 克的松子仁；如果气虚严重，特别怕冷，可以加入 150 克桂圆；如果失眠严重可以加入 100 克酸枣仁，这样治疗各种疾病的效果就会更好了。

10 服用方法

一日 1 ~ 2 次，每次 1 汤匙（20 ~ 30 克）。如果吃了以后有上火的症状，可以将量减少，或隔一天吃一次；如果吃了后出现拉稀，这说明脾胃寒湿还比较重，平时多吃生姜或其他辛辣的食物就会好转的。

提醒大家注意，虽然固元膏是滋补佳品，但由于固元膏比较滋腻，脾胃虚弱的人是不适合吃的。痤疮太多的人不建议使用。

益气活血膏制作与服用

益气活血膏是在琼玉膏的基础上，增加当归、川芎、三七三味药，是一种调理慢性病的膏滋，为气虚血瘀病证而设。用于冠心病、心绞痛、气虚血瘀等病症的调理。

11 琼玉膏的传说

琼玉膏在历代的许多医学论著中都有记载，最早记载于南宋洪遵的《洪氏集验方》，既能养阴润肺、调补脾胃，又能治虚劳干咳、咽燥咯血。清代宫廷亦用此方为延年益寿之方。在《清太医院配方》及《清宫医案研究》载，雍正皇帝常服此方，并以之赏赐臣下；并称此药填精补髓，返老还童，补百损，除百病，发白转黑，齿落更生，终日不饥，功效不可尽述。虽未必如此神奇，但补益的作用不可小视。

12 修制加工

益气活血膏处方：生地 250 克，茯苓 200 克，人参 150 克，当归 150 克，川芎 90 克，三七 120 克，阿胶 250 克，蜜 100 克，可作 1 ~ 2 周服用。

人参加水单煎，一般小火煎煮 2 小时即可，注意去沫。

将其他药物加水浸泡 6 ~ 8 小时，放入锅中煎煮，一般煎煮 2 ~ 3 遍，将药汁合并用纱布过滤去渣后，小火浓缩，待用。

阿胶 250 克加入黄酒 400 毫升，用小火加热并不断搅拌至阿胶全部熔化，待用。

　　将熔化好的阿胶、煎好的人参汁，加入浓缩好的药汁中，小火熬煮，并不断搅拌，慢慢加入白蜜熬制，用铲子挑起药汁，药汁挂在铲子上仿佛一面旗子状，膏滋就熬好了。

　　放凉，装入洁净、干燥的密封罐中，放入冰箱冷藏。

13 服用方法

　　一日 1 ~ 2 次，每次 1 匙（20 ~ 30 克），忌萝卜、腻腥食物。

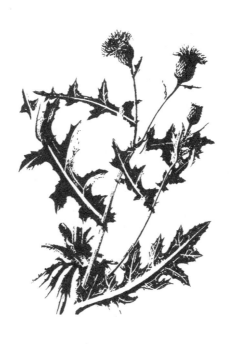